盆底功能障碍性疾病
康复手册

主编　史朝亮　施国伟　王阳赟

上海科学技术文献出版社
Shanghai Scientific and Technological Literature Press

图书在版编目（CIP）数据

盆底功能障碍性疾病康复手册 / 史朝亮，施国伟，王阳赟
主编 . —上海：上海科学技术文献出版社，2021
ISBN 978-7-5439-8437-0

Ⅰ . ①盆⋯ Ⅱ . ①史⋯②施⋯③王⋯ Ⅲ . ①女性—骨
盆底—功能性疾病—康复训练—手册 Ⅳ . ① R711.509

中国版本图书馆 CIP 数据核字 (2021) 第 184540 号

策划编辑：张　树
责任编辑：应丽春
封面设计：李　楠

盆底功能障碍性疾病康复手册
PENDI GONGNENG ZHANG'AIXING JIBING KANGFU SHOUCE
主编　史朝亮　施国伟　王阳赟
出版发行　上海科学技术文献出版社
地　　址：上海市长乐路 746 号
邮政编码：200040
经　　销：全国新华书店
印　　刷：常熟市文化印刷有限公司
开　　本：650mm×900mm　1/16
印　　张：8.5
字　　数：102 000
版　　次：2021 年 10 月第 1 版　2021 年 10 月第 1 次印刷
书　　号：ISBN 978-7-5439-8437-0
定　　价：48.00 元
http://www.sstlp.com

盆底功能障碍性疾病康复手册

主　编： 史朝亮　施国伟　王阳赟

副主编： 周　丹　王　洋　张丽文　焦　伟

顾　问： 何家扬（复旦大学附属上海市第五人民医院）

编　者：（按姓氏笔画排序）

马奕岚　复旦大学附属上海市第五人民医院

王　洋　复旦大学附属上海市第五人民医院

王阳赟　复旦大学附属上海市第五人民医院

王佳尉　复旦大学附属上海市第五人民医院

史朝亮　复旦大学附属上海市第五人民医院

朱玲敏　复旦大学附属上海市第五人民医院

孙美洁　辽宁省盘锦市中心医院

张玉洁　山东滕州市中医医院

张丽文　复旦大学附属上海市第五人民医院

周　丹　上海城建职业学院

段　丽　复旦大学附属上海市第五人民医院

段先忠　云南省保山市第二人民医院

施国伟　复旦大学附属上海市第五人民医院

高　华　山东省高青县妇幼保健院

黄　婷　复旦大学附属上海市第五人民医院

崔文琪　复旦大学附属上海市第五人民医院

焦　伟　复旦大学附属上海市第五人民医院

序 言 / *Introduction*

　　盆底功能障碍性疾病（pelvic floor dysfunction，PFD）是指由于盆底支持组织的薄弱，无法牵引盆腔内的各脏器，而导致的位置下移与功能异常的疾病。PFD被称为女性健康五大杀手之一，足可见该疾病对女性健康的损害。由于目前国内医疗资源依然较为缺乏，尤其是医疗资源不平衡的现象较为突出，医疗信息的不透明等原因，造成很多患者得不到及时的治疗。除了患者本身的疾病无法得到及时治疗外，疾病造成的尿失禁等症状给患者造成较大的心理压力，使很多患者无法进行有效社交或有效地参与社会活动而造成心理疾病，例如抑郁、焦虑，也使其日常生活遭受影响。国内有研究调查孕妇对盆底康复治疗的认知程度，结果显示认知度只有2%～51.8%，主动进行盆底康复治疗的患者只有44.4%，对如何进行盆底康复治疗了解的患者只有23.2%，且程度较低，更多的仅仅只是停留在知道的程度，仅有7.9%的患者熟悉详细的训练方式。因此，目前盆底疾病治疗的关键是提高患者对盆底疾病的认识、日常生活中的注意事项以及具体的康复锻炼方法，让患者积极参与到预防及居家康复的行动中。

　　盆底疾病患者数量在我国持续增长，提高患者对盆底康复治疗的认知和依从性，探讨盆底疾病防治与康复的技术在医务人员中普及，使基层社区患者获得方便、高质量的盆底康复预防、诊疗、教

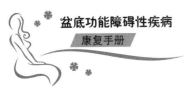

育服务，对深化医药卫生体制改革，推进医疗、康复、护理有序衔接的服务体系改革具有重要意义。有多种方式可以增加盆底康复治疗的效果，对患者进行相关健康知识指导、家庭支持、盆底肌训练技巧指导等，运用磁、电联合技术及生活方式干预能够有效提高盆底功能障碍性疾病患者的生活质量。

本书的作者均是长期工作在临床一线的专家，有着扎实的盆底基础知识、丰富的临床实战经验。本书在编写中依托闵行区盆底中心，在盆底疾病预防、评估、治疗康复的三级康复医疗服务的模式下，着重突出盆底疾病预防教育、基层社区医疗机构的专业技术培训，推动盆底疾病防治与康复的诊疗技术。本书得到了上海市医学重点专科（ZK2019A03）项目的资助，在绘制解剖图时得到了南京伟思医疗科技股份有限公司的大力支持，同时引用了国内外专业书籍、科普书籍及期刊杂志资料，在此向相关作者表示诚挚的感谢。

编者

2021 年 5 月

前 言 / *Preface*

　　"盆底"能为女性提供核心支撑，健康的盆底对于女性健康至关重要。女性盆底功能障碍（female pelvic floor dysfunction，FPFD）已经成为影响女性生活质量的五种常见的慢性疾病之一。近年来，国内外对于女性的盆底康复非常重视。女性在妊娠和分娩过程中，骨盆底部的肌肉和韧带不可避免地会受到损伤，因此很多人产后会出现各种各样的问题：阴道松弛、性交疼痛、尿频、尿失禁、阴道前后壁膨出，严重的还有子宫脱垂……

　　女性盆底功能障碍可能算不上什么大病。它不像心脑血管疾病那样，危险突然来袭让你猝不及防；也不会像癌症那样，发展到有一天让你痛不欲生。但长时间的尿失禁产生的异味会让你在心理上产生自卑感甚至出现"自闭症""社交癌"。而阴道前后壁膨出、子宫脱垂，除影响夫妻生活，暴露在外的宫颈和阴道黏膜长期与内裤摩擦而出现溃烂、出血甚至会发生更严重的疾病。随着物质生活水平的提高，人们对自身生活质量的重视，女性朋友保护盆底的意识逐渐增强。"盆底医学"在医学领域中已成为一门重要的亚专业。盆底手术虽然发展得越来越成熟，但手术治疗并非首选。越来越多的医生关注到盆底疾病的非手术治疗，而"盆底康复治疗技术"也成为治疗盆底功能障碍性疾病的首选手段，特别是盆底生物反馈技术。盆底评估与生物反馈训练疗法是通过采集盆底表面肌电图和引导尿道收缩压的测定，反馈显示为肌电图或压力曲线，通过影像显示及声音提示，使患者更清楚、更直观地了解自身盆底肌功能状态，并参与到治疗当中。结合个体化电刺激治疗，可唤醒、激活盆底肌，加快产后阴道及盆底肌张力和弹性的恢复，对预防和治疗产后阴道脱垂及松弛、尿失禁等盆底障碍性疾病有不错的效果。本书通过盆底解剖、盆底理论、盆底康复技术、报告解读以及赝像解读等方面系统地介绍了国内现有各种盆底康复技术手段，并介绍了相关设备的操作、独创的赞式操训练法。本书语言简明扼要，内容通俗易懂，让医生、患者都可以从中受益。本书不仅可以帮助更多的女性摆脱盆底功能障碍性疾病的困扰，还能够让更多的泌尿科、妇产科、康复科专业医师学习到更加专业详尽的健康指导和康复手段。

盆底需要呵护，盆底健康更需要关注，让我们的医生在盆底范围的方寸之间，发挥专业的康复指导技术，让更多的女性保持或重获健康。

目 录 / *Contents*

第一章
盆底解剖

人体结构非常精巧，大多数器官都有大量的储备能力，即使受到损伤，仍能正常运行。例如，肝脏要破坏 2/3 以上，才能出现严重损害；切除一个肺叶，只要其他肺叶功能正常，人也能存活。而有一些器官即使很小的损伤也能导致功能失常。如脑卒中时，损伤了少量的脑组织，患者就可能不能说话、肢体不能活动，也不能保持平衡。又如，心脏病发作其损害心脏组织，可能是心脏泵血功能的轻微损伤，也可能是严重影响了传导功能。

疾病影响解剖，解剖的改变能引起疾病。组织异常增生，例如癌症，能够直接破坏正常组织或压迫正常组织，引起破坏。解剖学使我们了解人体的构造，对于医学专业的人来说尤为重要，下面就盆底解剖结构进行简单的描述。

第一节　盆底解剖结构

一、骨盆

连接脊柱和下肢之间的盆状骨架，由两侧的髋骨，后方的骶骨和尾骨构成。上连躯干，下连双下肢，协调着人体的重心，当骨盆出了问题就会影响我们的体态。这些骨骼又靠着关节、筋膜、韧带

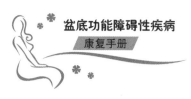
紧密地连接在一起。骶骨、髂骨和骶骨与尾骨间，均有坚强韧带支持连接，形成关节，一般不能活动，妊娠后在激素的影响下，韧带稍许松弛，各关节因而略有松动，对分娩有利。

　　整个骨盆借界线分为上部的大骨盆（假骨盆）和下部的小骨盆（真骨盆）。界线是由骶岬、两侧骶翼前缘、两侧弓状线和两侧的耻骨梳、耻骨结节、耻骨嵴以及耻骨联合上缘围成的环形线，即小骨盆上口，大、小骨盆借此口相通。小骨盆下口高低不齐，由尾骨尖和两侧的骶结节韧带、坐骨结节、耻骨弓，以及耻骨联合下缘构成，呈菱形。上口与下口之间的部分是骨盆腔。

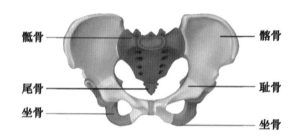

二、骨盆的连接

　　骨盆的连接主要是耻骨联合和骶髂关节，此外，尚有一些重要韧带，即：①髂腰韧带，强韧肥厚，位于第 5 腰椎横突与髂嵴后部之间，其一部分延至髂窝和骶骨盆面，叫做骶腰韧带。②骶结节韧带，强韧宽阔，由髂后上棘、髂后下棘及骶骨和尾骨后面开始，斜向下外，集中地附着于坐骨结节内侧缘。③骶棘韧带，纤维起自骶骨和尾骨的外侧缘，向下集中地附着于坐骨棘。骶结节韧带和骶棘韧带将坐骨大切迹和坐骨小切迹围成坐骨大孔和坐骨小孔。闭孔膜是封闭闭孔的纤维性膜（可视为连接耻骨上、下支和坐骨支的宽薄

韧带), 其上分与闭孔沟共同围成闭膜管。

三、盆底 (pelvic floor)

又称盆膈由肛提肌、尾骨肌及其上下筋膜等多层肌肉和筋膜构成, 封闭骨盆出口, 尿道、阴道和直肠则经此贯穿而出。盆底肌肉群、筋膜、韧带、神经、血管构成了复杂的盆底支持系统, 其相互作用和支持, 承托并保持子宫、膀胱、直肠等盆腔脏器处于正常位置。因此, 这些盆腔脏器的正常生理功能直接依赖于盆底结构的完整性。盆底将盆腔和会阴隔开, 构成漏斗形或吊床形的盆腔底, 正中切面似一个倒置的 V 字形, 并形成坐骨肛门窝的顶。

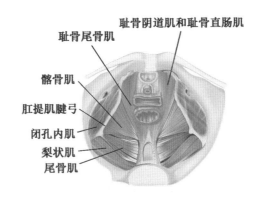

第二节 盆底内所涉及的器官

一、膀胱

是储存尿液的肌性囊状器官, 其形状、大小、位置和壁的厚度随尿液充盈程度而异。通常成人的膀胱容量平均为 350 ～ 500 mL, 超过 500 mL 的时候, 因膀胱壁张力过大而产生疼痛。膀胱的

最大容量为 800 mL，新生儿的膀胱容量约为成人的 1/10，女性的容量小于男性，老年人因膀胱肌张力低而容量增大。

（一）膀胱的形态

空虚的膀胱呈三棱椎体形，分尖、体、底和颈四部。膀胱尖朝向前上方，由此沿腹前壁至脐之间有一褶襞为脐正中韧带。膀胱尖与膀胱底之间为膀胱体。膀胱的最下部为膀胱颈，与男性的前列腺和女性的盆膈相毗邻。

（二）膀胱的解剖结构

膀胱内面被覆盖黏膜，当膀胱壁收缩时，黏膜聚集成皱襞称膀胱襞。而在膀胱底内面，有一个三角形的区域，位于左、右输尿管口和尿道内口之间，此处膀胱黏膜与肌层紧密相连，缺少黏膜下层组织，无论膀胱扩张或者收缩，始终保持平滑，称为膀胱三角。膀胱三角是肿瘤、结核、炎症的好发部位，膀胱镜检查时应该特别注意。两个输尿管口之间的皱襞称输尿管间襞，膀胱镜下所见为一苍白带，是临床上寻找输尿管口的标志。在男性尿道口后方的膀胱三角处，受前列腺中叶推挤形成纵脊状隆起称膀胱垂。

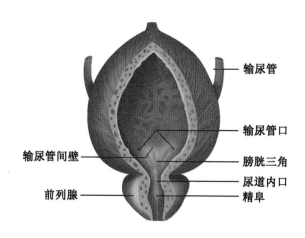

输尿管

输尿管口

膀胱三角

尿道内口

精阜

输尿管间襞

前列腺

二、直肠

肠管的最末一段，上与乙状结肠相连，下与肛门相连。直肠位于盆腔内，是大肠的末段。沿骶骨和尾骨前面下行，穿盆膈，终止于肛门。直肠在盆膈以上称盆部，以下部分叫肛门部和肛管。盆部的下端有时呈梭形膨大，称直肠壶腹。直肠在前后方向上有两个弯曲。上方的弯曲称直肠骶曲，凸向后侧，下方的弯曲凸向前侧，称直肠会阴曲。当进行乙状结肠镜检查时，须顺应此两弯曲缓缓插入，以免损伤肠壁。男性直肠的前方是膀胱、精囊腺和前列腺；女性直肠的前方是子宫和阴道，故可经直肠触查这些器官。

直肠的解剖结构

直肠为消化管的最末一段，位于盆腔内，其行程不是直线而是有几个弯曲，它有 3 条横皱襞，其中 2 条在左，1 条在右，高度不同，从下面看来 3 个皱襞互相掩叠，围直肠一周，承载粪块。

直肠近肛门的一段扩大成为直肠壶腹，里面有垂直皱襞 6～10 条名为肛柱，肛柱上面有静脉丛。直肠终于肛门。肛门有肛门外括约肌及肛门内括约肌。肛门外括约肌是随意肌，属会阴肌。肛门内括约肌是肠内环肌加厚而成，属平滑肌，其作用是于大便临完结的时候彻底清除残存在肛门管里的废物。

直肠指在第 3 腰椎体前方起自乙状结肠，沿骶、尾骨前面下行，穿过盆膈移行于肛管的一段肠管为直肠。直肠是消化管位于盆腔下部的一段。直肠并不直，在矢状面上形成两个明显的弯曲，即直肠骶曲和直肠会阴曲。在冠状面上也有 3 个突向侧方的弯曲，但不恒定，一般中间较大的一个凸向左侧，上下两个凸向右侧。当临床进行直肠镜、乙状结肠镜检查时，应注意这些弯曲部位，以免损伤肠壁。

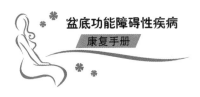
三、前列腺（男性特有）

男性生殖器附属腺中最大的实质性器官，由前列腺组织和肌组织构成。

（一）解剖学结构

前列腺是男性生殖系统的附属腺，为不成对的实质性腺体，位于膀胱与尿生殖膈之间，包绕尿道根部，其形状和大小均似稍扁的栗子。上端宽大，下端尖细，体的后面较平坦，贴近直肠，可经直肠指诊触及。纵径 3 cm，横径 4 cm，前后径 2 cm，重约 20 g。它的大小和功能很大程度上依赖于雄激素。小儿前列腺很小，性成熟期迅速生长；老年人腺组织逐渐退化，腺内结缔组织增生，形成前列腺增生，压迫尿道，引起排尿困难。

前列腺囊位于尿道背侧前列腺深部，为较大的盲囊，开口于精阜。它的上皮与前列腺的腺泡相似，有时有纤毛，常有许多皱襞和腺样凹陷。前列腺囊是胚胎发生时 Müller 管的残迹，也称男性子宫。先前认为它没有功能，近年有学者认为它也是男性生殖系统的附属腺。

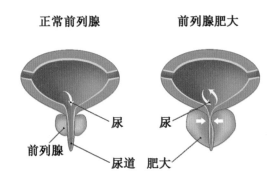

正常前列腺　　　前列腺肥大

尿
前列腺
尿道　　尿　肥大

（二）组织学结构

由 30 ～ 50 个复管泡状腺组成，汇成 15 ～ 30 条导管，分别开口于尿道。结缔组织和平滑肌构成前列腺被膜，并伸入腺内构成腺的间质，分隔包围腺泡和导管。前列腺的腺泡腔较大，腺上皮常形成许多乳头或皱襞伸入腺腔，故腺腔很不规则。腺上皮类型不一，由单层立方、单层柱状以至假复层柱状组成，其变化与雄激素的水平有关。腺泡细胞的胞质内有丰富的粗面内质网，核上区有发达的高尔基复合体，顶部含大量分泌颗粒。上皮细胞有较强的酸性磷酸酶活性，腺腔内常有圆形或卵圆形的前列腺凝固体，直径 0.2 ～ 2 mm。凝固体是由分泌物浓缩而成，可发生钙化，其切面呈同心圆的板层状。这种结构随年龄增长而增多。

腺可分三组：①黏膜腺：最小，位于尿道黏膜内，导管开口于尿道；②黏膜下腺：位于尿道黏膜下层，导管于精阜两侧开口于尿道；③主腺：位于前列腺的外围，占前列腺的大部分，亦开口于精阜两侧。黏膜腺易患结节性增生而压迫尿道。前列腺癌多发生于主腺。癌变时，腺细胞酸性磷酸酶活性显著增强，检查此酶有助于前列腺癌的诊断。

前列腺分泌物是精液的主要成分，为无色混浊液，呈弱酸性（pH 6.5），富含蛋白水解酶，纤维蛋白溶酶，有液化精液的作用；还含高浓度的锌、柠檬酸和酸性磷酸酶，后两者是检测前列腺功能和法医鉴定精液的敏感指标。前列腺的分泌活动受睾酮调节。

四、子宫（女性特有）

子宫是产生月经和孕育胎儿的器官，位于骨盆腔中央，在膀胱与直肠之间。子宫大小与年龄及生育有关，未产者约长 7.5 cm、宽 5 cm、厚 3 cm，子宫可分为底、体与颈 3 个部分。宫腔呈倒置三

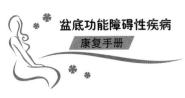
角形，深约 6 cm，上方两角为"子宫角"，通向输卵管。下端狭窄为"峡部"，长约 1 cm。峡部在妊娠期逐渐扩展，临产时形成子宫下段。

宫体与宫颈比例因年龄而异，婴儿期为 1:2，青春期为 1:1，生育期为 2:1。子宫正常稍向前弯曲，前壁俯卧于膀胱上，与阴道几乎成直角，位置可随膀胱直肠充盈程度的不同而改变。子宫壁由外向内为浆膜、肌层及黏膜（即内膜）三层。

子宫位于盆腔中部，膀胱与直肠之间。其位置可随膀胱与直肠的充盈程度或体位而有变化。直立时，子宫体几乎与水平面平行，子宫底伏于膀胱的后上方，子宫颈保持在坐骨棘平面以上。成人正常的子宫呈轻度前倾、前屈姿势，前倾即子宫轴与阴道轴之间呈向前开放的角度，前屈为子宫体与子宫颈之间的弯曲。子宫的正常位置主要依靠子宫主韧带、盆膈、尿生殖膈及会阴中心腱等结构维持，这些结构受损或松弛时，可以引起子宫脱垂。子宫可分为底、体、峡、颈四部，其上端钝圆隆起，位于两侧输卵管子宫口以上的部分为底；下段窄细呈圆柱状的部分为颈，是炎症和癌肿的多发部位，子宫颈又分为阴道上部及阴道部。底与颈之间的部分为体；体的下部与颈之间的狭窄部分为峡，子宫峡随妊娠期逐渐扩展，临产时明显形成子宫下段，产科常在此处进行剖腹取胎。子宫两侧缘的上部与输卵管相接处，称子宫角。子宫前面隔膀胱子宫陷凹与膀胱上面相邻，子宫颈阴道上部的前方借膀胱阴道隔与膀胱底部相邻，子宫颈阴道部借尿道阴道隔与尿道相邻；子宫后面借直肠子宫陷凹及直肠阴道隔与直肠相邻。

子宫位于盆腔中央，膀胱和直肠之间。正常成年未孕女子子宫呈前倾前屈位，子宫的固定装置主要是盆膈和阴道的承托和韧带的牵引固定。四对韧带是子宫阔韧带、子宫圆韧带、子宫主韧带、骶子宫韧带。

宫呈倒置扁梨形，前面扁平，后面稍突出，壁宽腔小，上端宽而游离，朝前上方；下端较窄，呈圆柱状，插入阴道的上部。成年女性的子宫平均的长、宽、厚分别为 7 cm×5 cm×3 cm，子宫腔容量约 5 mL。

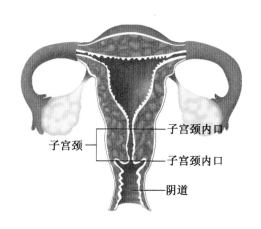

子宫颈内口

子宫颈

子宫颈内口

阴道

五、阴道（女性特有）

是由黏膜、肌层和外膜组成的肌性管道，富有伸展性，连接子宫和外生殖器。它是女性的性交器官，也是排出月经和娩出胎儿的管道。

阴道分泌物的正常 pH 值为 3.8。阴道的下部较窄，下端阴道口（vaginal orifice）开口于阴道前庭。在处女阶段，阴道口的周围有处女膜（hymen）附着，可呈环形、半月形、伞状或筛状。处女膜破裂后，阴道口周围留有处女膜痕。

阴道的上端宽阔，包绕子宫颈阴道部，在两者之间形成环形凹陷，称为阴道穹，可分为前部、后部及 2 个侧部。以阴道穹后部

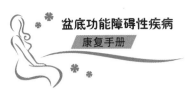

最深，并与直肠子宫凹陷紧密相邻，两者间仅隔以阴道壁和一层腹膜。这在临床上有较大的实用意义，如可经后穹引流凹陷内的积液。

六、阴茎（男性特有）

为男性重要的性器官，具有性交功能，并有排尿和射精作用。阴茎主要由两个阴茎海绵体和一个尿道海绵体组成，外面包以肌筋膜和皮肤。

（一）解剖结构

分根、体、头三部分。后部为阴茎根，附着于耻骨下支、坐骨支及尿生殖膈；中部为阴茎体，呈圆柱状，悬垂于耻骨联合前下方；前部膨大为阴茎头，头尖端有矢状位的裂口叫尿道外口，头与体交界处有一环状沟称阴茎颈或冠状沟。

阴茎海绵体为两端细的圆柱体，左、右各一，位于阴茎的背侧。左、右两者紧密结合，向前延伸，前端变细，嵌入阴茎头底面的凹陷内。阴茎海绵体的后端分离，称阴茎脚，分别附于两侧的耻骨下腹支和坐骨支。尿道海绵体位于阴茎海绵体的腹侧，尿道贯穿其全长。其中部呈圆柱状，前端膨大成阴茎头，后端膨大称尿道球，位于两阴茎脚中间，固定于尿生殖膈下筋膜上。每个海绵体的外面包有一层坚厚的纤维膜，称海绵体白膜。海绵体内部由许多海绵体小梁和腔隙构成，腔隙实际上是与血管相通的窦隙。当这些腔隙充血时，阴茎即变粗变硬而勃起；反之则变软。三个海绵体外面共同包有浅、深阴茎筋膜和皮肤。阴茎的皮膜薄而柔软，富有伸展性。皮肤至阴茎颈部游离向前，形成包绕阴茎头的双层环形皱襞，称阴茎包皮，在阴茎颈处又返折转行于阴茎头的皮肤。包皮与阴茎头间的腔隙称包皮腔。在阴茎头腹侧中线上，包皮与尿道外口相连的皮肤皱襞，称包皮系带。包皮过长、过紧、感染等会引起性交疼痛。幼儿包皮较长，包着整个阴茎头。随年龄增长，包皮逐渐向后退缩，包皮口相应扩大。若包皮盖住尿道，但能上翻露出尿道外口和阴茎头时，称包皮过长。当包皮口过小，包皮完全包着阴茎头而不能翻开时，称包茎。在这两种情况下，都易因包皮腔内污物的刺激而发生炎症，也可成为诱发阴茎癌的一个因素，应将过多的包皮做手术切除，使阴茎头露出。

（二）组织学结构

阴茎血供来自髂外动脉分支阴茎背动脉。性兴奋时，阴茎背动脉的三根分支及其小动脉扩张，灌注血流增加；动静脉交通支阻断，静脉回流减少，海绵体血窦充血形成阴茎勃起。阴茎头部有丰富的神经末梢，故阴茎系带、冠状沟、尿道口周围对外来机械刺激特别敏感。性感觉传入神经是阴茎背神经，至骶髓低位性反应中枢后，传出副交感神经支配阴茎血管平滑肌，改变血管状态。阴茎血管和神经的病变可影响交配功能。

第三节　盆底肌肉

一、外层肌肉

由浅层筋膜与肌肉构成，包含一层外阴浅筋膜（Colles 筋膜）、一对球海绵体肌、一对坐骨海绵体肌、一对会阴浅横肌和肛门外括约肌。

（一）球海绵体肌

球海绵体肌成对，起点为会阴体，止于阴蒂后面，肌纤维环绕阴道口和尿道口，并覆盖于前庭球、前庭大腺及阴蒂海绵体的表

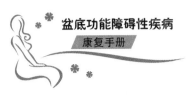
面，向后与肛门外括约肌相互交叉而混合。此肌收缩时可压迫前庭球使阴道缩小，压迫阴蒂背动脉可使阴蒂勃起，环绕尿道口的肌纤维尚有括约尿道的作用，故又称为阴道尿道括约肌。

（二）坐骨海绵体肌

坐骨海绵体肌成对，位于坐骨下支，覆盖于阴茎或阴蒂海绵体的根部。起始于坐骨下支或坐骨结节。抵止肌纤维束从内、外、下侧包绕阴茎（蒂）海绵体的阴茎（蒂）脚部，并沿其行进，逐渐变成扁平的薄腱附着于海绵体外侧和下侧的白膜。另一部分到阴茎（蒂）海绵体背面与对侧的彼部相连，附着在阴茎（蒂）海绵体的背面。

以腱和肌纤维起于坐骨结节内面和坐骨耻骨支阴茎海绵体脚的附着部，向前内侧经进，终以腱抵止于阴茎海绵体下面及外侧面的白膜，并有一部分腱束达阴茎海绵体背面及两侧面互相交织，收缩时可压迫阴茎海绵体以协助阴茎勃起。此肌较薄弱，其功能为压迫阴蒂脚和下拉阴蒂，可帮助阴蒂勃起，又称阴蒂勃起肌。

勃起原因有二：在神经影响下，一为阴茎（蒂）海绵体的动脉充血；二是海绵体的静脉回流受阻。阴茎（蒂）海绵体的血供丰富，有阴茎（蒂）背和阴茎（蒂）深两对动脉和丰富的静脉。阴茎背静脉，从阴茎头冠状静脉丛起始，两侧在阴茎背正中线相会，合成一条阴茎背静脉。它行于阴茎背侧沟中，两侧有阴茎动脉伴行，向后上方行进的途中接受来自阴茎海绵体中的阴茎深静脉和阴茎旋静脉。还接纳阴茎皮下静脉的交通支。继向后经阴茎悬韧带两脚间下方，达耻骨弓下韧带和盆横韧带之间，参与阴部静脉丛而告终。在阴茎（蒂）背浅、深静脉中，有单或双静脉。保证血流方向，防止逆流。静脉瓣出现的部位，通常在阴茎（蒂）背静脉汇成处和阴茎（蒂）深静脉汇入阴茎（蒂）背静脉处。由于坐骨海绵体肌收缩，使阴茎（蒂）海绵体白膜紧张，压迫阴茎（蒂）海绵体根部通过的静脉，使静脉回流受阻，增强了阴茎的勃起。

（三）会阴浅横肌

一对狭细的肌束，位于会阴皮下，起于坐骨结节，向内横行止于会阴中心腱。此肌发育与外括约肌关系密切，有时该肌是外括约肌的直接连续；有部分纤维可超过正中线与对侧的会阴浅横肌、球海绵体肌相连续。

（四）肛门外括约肌

是由环绕在肛门内括约肌周围的骨骼肌（又称横纹肌）构成，有较强的控制排便功能。肛门外括约肌按其纤维所在部位，可分为3部：①皮下部：位于肛门两侧皮下，椭圆形，其前后端均有少量肌束附着于会阴中心腱和肛尾韧带；②浅部：位于皮下部深面，后端起于肛尾韧带，向前环绕肛门内括约肌下部，前端附着于会阴中心腱；③深部：位于浅部深面，是较厚的环绕于肛门内括约肌上部的肌束。

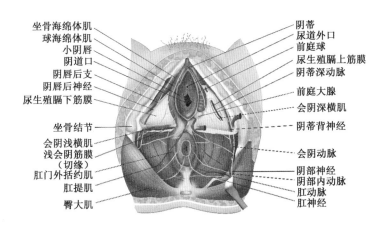

二、中层肌肉

即会阴隔膜，以前称为泌尿生殖膈，该层由尿道阴道括约肌、会阴深横肌和上下两层坚韧的尿生殖膈筋膜组成，封闭泌尿生殖三角，有尿道和阴道通过。有加强盆底、协助承托盆腔脏器的作用。

（一）会阴深横肌

成对，位于浅层肌的深面，起自坐骨支和耻骨下支，两侧肌纤维向内侧行至在中线处相互交织，部分纤维止于会阴中心腱，收缩时可加强会阴中心腱的稳固性，具有固定阴道的作用。

（二）尿道阴道括约肌

位于会阴深横肌前方。围绕尿道和阴道，可缩紧尿道和阴道，称为尿道阴道括约肌。尿道括约肌和会阴深横肌合称为尿生殖三角肌或尿生殖膈肌，二者不能截然分开，与覆盖在它们上、下面的尿生殖膈上、下筋膜共同构成尿生殖膈。

三、内层

又称盆膈，是骨盆底结构中最坚韧的一层。肛提肌与尾骨肌共同构成盆底肌，覆盖其上面和下面的筋膜，分别称为盆膈上筋膜和盆膈下筋膜。盆底肌和盆膈上、下筋膜共同组成盆膈。盆膈封闭骨盆出口的大部分，仅在其前方两侧肛提肌的前内侧缘间留有一狭窄裂隙，称盆膈裂孔（又称尿生殖裂孔），由下方的尿生殖膈（肌和筋膜构成）封闭。在女性孔内有尿道和阴道通过，在男性仅有尿道通过，盆膈的后部有肛管通过。盆膈和尿生殖膈共同封闭小骨盆出口。

（一）肛提肌

封闭骨盆出口的大部分，是盆底最重要的支持结构。它是一对四边形、宽厚扁肌群，两侧肌肉互相对称，左右联合成漏斗状，尖向下。肛提肌起于耻骨体后面、坐骨棘及张于两者之间的肛提肌腱弓，肌纤维向下、向后、向内在中线处与对侧肌纤维汇合止于会阴中心腱、直肠壁、肛尾韧带和尾骨。在会阴中心腱前方，两侧前份的肌纤维围成盆膈裂孔。肛提肌是骨骼肌复合体，根据肌纤维的起止和排列，自前向后外依次为耻骨阴道肌（男性为前列腺提肌）耻骨直肠肌、耻尾肌和髂尾肌4个部分。

（二）耻骨阴道肌

位于肛提肌前内侧，起自耻骨盆面和肛提肌腱弓前部，肌纤维沿尿道、阴道两侧排列，与尿道壁及阴道壁的肌层互相交织，并与对侧肌纤维构成"U"形袢围绕阴道和尿道，止于尿道中段的阴道壁，其外侧为耻骨直肠肌，也有学者认为耻骨阴道肌是耻骨直肠肌前份较厚的部分。耻骨阴道肌有协助缩小阴道的作用。

（三）耻骨直肠肌

是肛提肌中最强大的部分，位于耻尾肌的下方。起自耻骨两侧的内面和会阴隔膜（即泌尿生殖膈），向后环绕尿道、阴道、下段直肠、肛管和会阴体，与对侧的直肠肛门连接处汇合并共同形成一个强有力的"U"形，止于肛管的侧壁、后壁和会阴中心腱。耻骨直肠肌肌束较发达，参与控制排便。

（四）耻尾肌

位于肛提肌前内侧，起于耻骨体后面和肛提肌腱弓的前部及闭孔内筋膜等，向内后方止于骶尾骨和肛尾韧带，呈近似"V"字形，略向外后方呈弧形绕于尿道、阴道和直肠的后方和两侧。耻尾肌又分为提肌板和肛门悬带2个部分：①提肌板：分内外两部，其内侧称为提肌脚，脚的内缘呈"U"形，圈成提肌裂隙，并与隙内的直肠颈借裂隙韧带相连，提肌脚的后方有肛尾缝。肛尾缝在排便

活动中起重要作用。②肛门悬带：提肌板在提肌裂隙的周缘急转而下形成垂直方向的"肌袖"，称为"肛门悬带"。它绕直肠颈和固有的肛管，下端穿外括约肌皮下部，附着于肛周皮肤。提肌板收缩时，悬带相应地向外上方退缩、上提并扩大直肠颈和固有肛管；外括约肌皮下部被拉至内括约肌下端的外侧，肛门张开，以利排便。耻尾肌有控便、控尿及参与性功能的作用。

（五）髂尾肌

位于后外侧部，宽而薄，有时该肌大部分纤维化成半透明的膜状。髂尾肌起于坐骨棘盆面及肛提肌腱弓的全长。肛提肌腱弓在肛提肌附着处以上，位于闭孔筋膜上部，由闭孔筋膜、肛提肌筋膜及肛提肌起始端退化的纤维共同组成。左右两侧的髂尾肌融合，形成一个水平的肌肉层，封闭骨盆口，有支撑盆腔内脏器的作用。在盆腔用力时髂尾肌向上抬高。

（六）尾骨肌

又名坐骨尾骨肌，位于肛提肌的后方，起自坐骨棘盆面和骶棘韧带，肌纤维呈扇形扩展，止于骶尾骨的侧缘，为成对的混杂有腱纤维的薄弱三角肌。尾骨肌作为盆底肌重要的组成部分，其功能在于协助肛提肌封闭骨盆下口、承托盆腔内脏器和固定骶尾骨位置。

盆底肌肉是指封闭骨盆底的肌肉群。这一肌肉群犹如一张"吊网"，尿道、膀胱、阴道、子宫、直肠等脏器被这张"网"紧紧吊住，从而维持正常位置以便行使其功能。一旦这张"网"弹性变差，"吊力"不足，便会导致"网"内的器官无法维持在正常位置，从而出现相应功能障碍，如大小便失禁、盆腔脏器脱垂等。

腹压增大（如咳嗽、打喷嚏、大笑）时有尿液不自主漏出，是压力性尿失禁的表现。经常漏尿使内裤有一种洗不去的难闻气味，

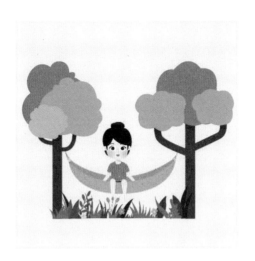

更严重的可能需要用护垫，给生活造成极大不便。

"吊力"不足，还可以表现为盆腔脏器脱垂（子宫脱垂、阴道前／后壁膨出）、大便失禁。常有中老年人是因发现外阴有肿物脱出，才到医院就诊的。但由于就诊太晚，脱垂程度较严重，往往错过早期康复治疗的时机，不得不接受手术治疗。

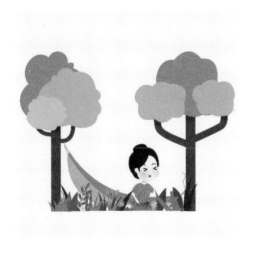

　　盆底肌肉就像一条弹簧，将耻骨、尾椎等连接在一起。它围绕在尿道、阴道和直肠开口的周围，支撑着盆腔和腹腔器官，还会协同作用于膀胱、肠道和性功能。因此，盆底肌肉和性功能、排尿功能等都有密切联系。

　　人们总以为，年龄是导致盆底肌肉松弛的主要原因，其实不然。感染、炎症或外伤，才是让盆底肌肉组织发生变化且越来越"松"的关键。生育后的女性不及时锻炼、男性接受了前列腺癌手术，都会使盆底肌肉松弛。肥胖者、经常提重物或是站姿不好的人，也会过度牵扯盆底肌肉，使其不再紧致、有力。

第二章
盆底理论

女性盆底是由封闭骨盆出口的多层肌肉和筋膜组成，有尿道、阴道和直肠贯穿其中。盆底肌肉群、筋膜、韧带及其神经构成了复杂的盆底支持系统，其互相作用和支持，承托并保持子宫、膀胱和直肠等盆腔脏器的正常位置。关于盆底的理论主要有 DeLancey 的阴道支持结构的"三个水平"理论、三腔理论、"吊床"假说、干船坞理论以及 Petros 的"整体理论"，这些理论是盆底功能障碍性疾病诊治的基础。

第一节　三水平理论

DeLancey 1994 年详细阐述了阴道支持结构的三个水平。他将支持阴道的筋膜、韧带等结缔组织分为上、中、下 3 个水平。Ⅰ水平（上水平）：即顶端支持，属顶端悬吊支持结构，由主韧带—宫骶韧带复合体、耻骨宫颈筋膜垂直悬吊支持子宫、阴道上 1/3，是盆底最为主要的支持力量，此水平缺陷可导致子宫脱垂和阴道顶部膨出；Ⅱ水平（中水平）：即水平支持结构属中段阴道侧方支持结构，由耻骨宫颈筋膜、盆筋膜腱弓、膀胱阴道筋膜、直肠阴道筋膜和耻骨尿道韧带组成，水平支持膀胱、阴道上 2/3 和直肠；Ⅲ水

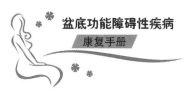
平（下水平）：即远端支持，由会阴隔膜、会阴体及尿道外韧带组成，支持尿道远端。Ⅱ和Ⅲ水平缺陷常导致阴道前壁和后壁膨出。

不同腔室和水平的脱垂之间相对独立，例如阴道支持轴的第一水平缺陷可导致子宫脱垂和阴道顶部脱垂，而第二、三水平缺陷常导致阴道前壁和后壁膨出；不同腔室和水平的脱垂之间又相互影响，例如压力性尿失禁在行耻骨后膀胱颈悬吊术（Burch术）后常发生阴道后壁膨出，阴道顶部脱垂在行骶棘韧带固定术（sacrospinous ligament fixation）后可发生阴道前壁膨出。以上不同腔室、不同阴道支持轴水平共同构成一个解剖和功能的整体，在现代盆底解剖学中不再被孤立理解。

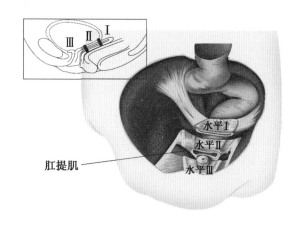

第二节　三腔系统

现代盆底结构解剖学的描述日趋细致，从垂直方向将盆底结构分为前盆腔、中盆腔和后盆腔。前盆腔包括阴道前壁、膀胱、尿道；中盆腔包括阴道顶部、子宫；后盆腔包括阴道后壁、直肠。由此将脱垂量化到各个腔室。

前盆腔功能障碍主要是指阴道前壁的膨出，同时合并或不合并尿道及膀胱膨出，表现为下尿道功能障碍疾病。阴道前壁松弛可发生在阴道下段，即膀胱输尿管间嵴的远端，称前膀胱膨出，也可发生在阴道上段，即输尿管间嵴的近端，也称后膀胱膨出。临床上两种类型的膨出常同时存在。前膀胱膨出与压力性尿失禁密切相关，后膀胱膨出为真性膀胱膨出，与压力性尿失禁无关。重度膀胱膨出可出现排尿困难，有时需将膨出的膀胱复位来促进膀胱排空。重度膀胱膨出患者可以掩盖压力性尿失禁的症状，需膨出组织复位后明确诊断。手术前一定要明确解剖缺陷的具体部位。

中盆腔功能障碍表现为盆腔器官膨出性疾病，主要以子宫或阴道穹隆脱垂以及肠膨出、道格拉斯窝疝形成为特征。

后盆腔功能障碍主要表现为指直肠膨出和会阴体组织的缺陷。

盆底器官的支持和功能依赖于盆底肌和盆底结缔组织的动态相互作用，不同腔室、不同阴道支持水平共同构成一个解剖和功能的载体，肌肉、筋膜及韧带与器官浆膜间相互交织的结缔组织纤维网连接，他们作为整体发挥作用。完整的盆底是一个密切联系的整体，其盆底功能是在盆底肌、盆底结缔组织及盆腔器官的密切配合下完成的，是支持系统与括约肌系统的协同统一。盆底器官功能障碍性疾病是指由于各种原因，导致支持盆腔器官的结缔组织韧带损

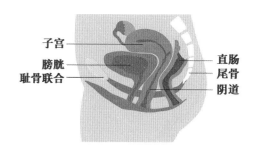

子宫　膀胱　耻骨联合　直肠　尾骨　阴道

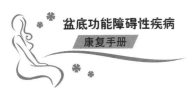

伤所致的解剖结构改变，引起盆底器官丧失了正常的解剖位置和器官功能异常，手术应通过修复受损的韧带完成解剖结构的重建，从而达到恢复盆底功能的目的。

第三节　吊床假说

1994 年 DeLancey 提出了"吊床"假说（the hammock hypothesis）。该假说将支持女性尿道和膀胱颈的盆筋膜腱弓和肛提肌比喻为吊床样结构。前方的耻骨联合、后方的骶骨、两侧的盆筋膜腱弓及分别固定在耻骨联合上的耻骨尿道韧带和固定在骶骨上的宫骶韧带，还有耻骨宫颈筋膜和直肠阴道筋膜，共同构成了"吊床"结构，阴道躺在这个"吊床"结构上，阴道的下方有肛提肌支撑，随着肛提肌的收缩和放松而上升和下降，保证了阴道相对稳定的位置，同时也支撑着尿道和膀胱。

当腹压增加时，肛提肌收缩，盆筋膜腱弓、耻骨尿道韧带及宫骶韧带拉紧"吊床"结构，尿道被压扁，尿道内压增加，能抵抗升高的腹内压，从而控制尿液排出，尿液不会溢出；如果"吊床"支

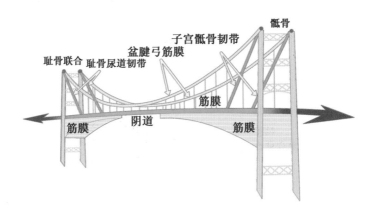

持结构被破坏，肛提肌松弛，韧带或筋膜弹性降低，腹压增加时，尿道不能正常闭合而增加抗力，尿失禁就会发生。这也是压力性尿失禁的发生机制。

第四节　干船坞理论

随着女性盆底结构解剖学整体理论的提出，有学者将盆腔脏器比作船，将盆底的肛提肌等比作水，将盆底内的筋膜和韧带比作缆绳。如果水面下降了，也就意味着船要下沉，如果不让船跟着水平面的下降而降低，那就要拉紧缆绳，也就是说由各种原因导致的肛提肌松弛，肌力下降，盆腔脏器如果继续维持在相对稳定的位置，势必要拉紧筋膜和韧带。当拉紧的力量逐渐加大到不能支撑的时候，韧带就断了，筋膜没有了弹性，盆腔内脏器的位置就会发生变化，就会出现尿失禁、盆腔脏器脱垂等盆底功能障碍性疾病。但是如果肛提肌的力量很强，筋膜和韧带对盆腔脏器支撑的力量就会很小，盆底的生理功能也能正常发挥，将不会出现盆底功能障碍性疾病。

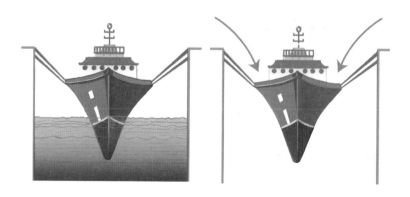

第五节　整体理论

　　1990 年 Petros 和 Ulmsten 首次提出整体理论，即不同腔室、不同阴道水平构成了有完整解剖和功能的整体，完整的盆底功能是在盆底肌肉、结缔组织、盆腔器官及神经的协调下完成的，是支持系统与括约肌系统的协同统一，当阴道、支持组织发生损伤时，平衡被打破，就会发生功能障碍。

　　整体理论认为，阴道及其支持韧带中结缔组织的损伤是引起盆底异常症状和盆腔器官脱垂的共同原因。盆底的肌肉、结缔组织和神经成分组成相互关联的有机整体，执行着正常的开合功能，其中结缔组织的作用是被动的，且最易损伤，肌肉的收缩作用是主动的，神经成分像发动机样起加速作用。盆底结构间的非线性作用模式，使得最轻微的结缔组织损伤可以在不同患者中表现为极其不同的症状，从无症状到严重症状，症状的表现形式完全依赖于盆底各组成成分之间的平衡状态。引起盆底结缔组织损伤的主要原因是分娩，而衰老和先天性胶原缺陷也是其致病因素。结缔组织一旦

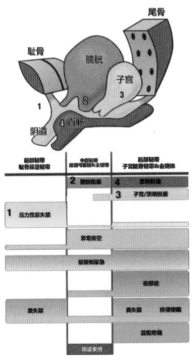

薄弱或受损，就无法用缝合法成功地进行修补。故主张使用聚丙烯吊带修补损伤的结缔组织，重建强大的胶原韧带，重塑盆底结构的力学平衡，从而恢复功能。

整体理论中图示诊断法的应用使一些新的手术方法既可用于治疗脱垂，也可用于治疗一些以往被认为是"无法治愈"的症状，诸如压力性尿失禁、尿频、尿急、夜尿症、盆腔疼痛、膀胱和肠的排空异常，甚至特发性粪失禁等症状。

第六节　控尿机制

因为男性与女性的下尿路解剖结构差异，其储尿、排尿及控尿机制也不同。男女膀胱结构与功能没什么差别，而尿道是不同性别的重要标志。女性尿道长约 4 cm，是一条富含肌纤维的管道。尿道口分为尿道内口和尿道外口，尿道内口位于膀胱与尿道结合部，女性尿道外口在阴道前庭处，位于阴道口上方，阴蒂头的下方。尿道内外口各有括约肌，能在控尿中发挥最主要的功能。男性尿道长约 18 cm，全程可分为三部：前列腺部（穿过前列腺的部分）、膜部（穿过尿生殖膈的部分，长约 1.2 cm）和海绵体部（穿过尿道海绵体的部分），自然状态下成 S 形，临床上将前列腺部和膜部称为后尿道，海绵体部称为前尿道，男性下尿路与生殖系统共享一条通道，男性尿道在行程中粗细不一，有 3 个狭窄、3 个扩大和 2 个弯曲。3 个狭窄分别在尿道内口、膜部和尿道外口。3 个扩大在前列腺部、尿道球部和尿道舟状窝。其特殊的前列腺部尿道及膜部尿道在男性控尿中起到至关重要的作用。

正常女性尿控机制（mechanism of continence）是由膀胱、尿道、盆底肌肉群、结缔组织和神经系统之间复杂的相互作用完成

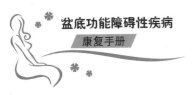

的，是结构与功能协调关系的体现，其中任何环节异常都会影响整个系统的功能状态。尿道对于维持尿自禁意义重大，不论静息状态还是腹压增加时，尿道内压必须超过膀胱内压才能保持尿液不流出。正常尿控机制主要由以下几方面维持：

首先，尿道黏膜的闭合作用在尿控中起重要作用。正常情况下丰富的尿道黏膜及黏膜下血管使尿道呈皱褶状，保持尿道体积，能封闭尿道。

第二，膀胱颈肌肉和尿道括约肌收缩产生的张力作用。女性尿道有两层肌肉覆盖，即内层的平滑肌（尿道内括约肌）和外层的横纹肌（尿道外括约肌）。该系统主要由交感神经和副交感神经支配，还有部分为躯体神经支配，大脑皮质和脑干等排尿反射高位中枢对储尿和排尿起调节作用。交感神经起源于脊髓胸腰段，经腹下神经与肾上腺素能神经元相突触，有临床意义的是通过 α 受体对膀胱三角区和尿道内括约肌起收缩作用。支配尿道横纹肌的运动神经纤维细胞核位于骶 2—4 的 Onuf's 核，走行于阴部神经中。尿道横纹肌主要是慢纤维（type Ⅰ型），因而能持久收缩保持尿道基本张力，特别是尿道中段肌层最厚，因此尿道中段区域对于维持尿控至关重要。此外尿道旁还有一些快纤维（type Ⅱ型）起源于耻尾肌内侧，腹压增高时产生额外的阻力。副交感神经起源于骶髓，经盆神经与节后胆碱能神经元相突触，广泛支配膀胱逼尿肌，主要通过刺激毒蕈碱受体使膀胱收缩。

储尿期通过脊髓反射活动保持阴部神经对尿道外括约肌的刺激，以及交感神经对尿道内括约肌和膀胱颈的刺激产生收缩张力。同时交感兴奋抑制了副交感神经对逼尿肌的收缩作用，始终保持逼尿肌松弛，膀胱出口和尿道关闭。当尿液储存到一定程度时，排尿反射开始，副交感神经刺激逼尿肌收缩增加膀胱内压，同时抑制对尿道外括约肌的阴部神经刺激及尿道内括约肌的交感刺激，尿道内压下降，盆底组织松弛使尿道松弛，尿液从压力高的膀胱向外排出。

第三，控尿的解剖机制，即膀胱颈后尿道周围的支持结构。包括尿道耻骨韧带和尿道骨盆韧带，均为盆内筋膜的一部分，对尿道起支持和固定作用，将之锚定于耻骨后较高位置上，对于排尿和控尿均有重要意义。如果支持结构正常，膀胱颈和后尿道位于正常水平，腹压增高可传至膀胱颈和后尿道，使该水平的尿道内压同时增高，尿液不会流出。此外膀胱底在腹压增高时位置下降，与相对固定的膀胱颈和后尿道能形成一个扭曲的角度，也有利于控尿。

女性阴道提供了对膀胱和尿道的稳固支持，特别是膀胱几乎不与骨盆内任何固定结构相连接，只通过膀胱宫颈交界与阴道相邻。阴道本身则通过阴道旁结缔组织与肛提肌腱弓或盆筋膜腱弓相延续，从而与侧盆壁相连，因此盆底肌肉对膀胱颈起间接支持作用。盆底肌肉特别是肛提肌在腹压增加时能够收缩，将阴道拉向耻骨联合，使得阴道和耻骨联合之间的尿道阻力增大。肛提肌还能增加尿道骨盆韧带的张力，稳定膀胱颈位置。

综上所述，在静息状态下，平滑肌和横纹肌的活动，尿道壁纤维弹力组织的张力以及黏膜下血管床提供了足够的尿道张力，避免了尿失禁的发生，其中主要的尿道阻力来源于中段平滑肌和横纹肌成分。腹压增加时，尿道内压力上升部分来源于腹压的直接传导，但大部分压力的增加是通过反射性尿道横纹肌和盆底肌肉的收缩，主动增加了尿道阻力，从而维持尿自禁功能的。

男性控尿机制包括内括约肌和外括约肌。内括约肌指膀胱颈、尿道内口的环状肌。曾经认为内括约肌是膀胱逼尿肌的反向环，收缩时收紧膀胱颈从而完成控尿功能，但至今仍未发现此结构。外括约肌则指环绕在尿道膜部的环状括约肌。随着研究的深入及知识的

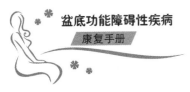

积累，Myers 提出形成控尿机制的基本组织包括：①具有前列腺前括约肌的膀胱颈（内括约肌）；②球部以上，膜部以下的尿道壁及其平滑肌、弹性组织和外括约肌；③肛提肌（耻骨肛门—耻骨会阴肌复合体）在尿道膜部两侧形成的尿生殖膈。

膀胱和尿道本身及其周围组织的结构和功能正常是保持正常控尿的基础。

1. 男性尿道本身即尿道内括约肌的结构和功能，一般尿道黏膜、黏膜下组织及肌肉本身，要能够保持正常的张力，在非排尿期将尿道严密关闭，使得尿道压大于膀胱内压，才可以避免发生尿失禁。

2. 尿道旁横纹肌群外括约肌，受神经的控制，可自主性地让其收缩与松弛。平常在非排尿期外括约肌会紧密半闭。使得尿道压始终高于膀胱压力，才可避免尿漏出。

（1）盆底肌肉群：主要是指提肛肌，为支撑包括膀胱及尿道等骨盆内器官于正常位里的重要结构。

（2）骨盆筋膜可以维持正常腹压均衡地传导至尿道及膀胱。因腹压升高时，由于尿道无法被维持在骨盆腔内，因此腹压传导的结果是造成尿道压力小于膀胱压力，发生压力性尿失禁。

男性控尿机制是一项重要的解剖、生理功能，因结构复杂且位置深，男性控尿机制与前列腺术后尿失禁密切相关，如何保留控尿功能成为近年研究的重点。男性控尿机制比较复杂，从膀胱出口到尿道膜部都有控尿的解剖生理功能，但参与的肌肉及组织以及其间的协作方式和神经的调控机制远远没有明确。虽然近年来有专家提出了些控尿模式，但仍未得到证实。而术后尿失禁仍然是前列腺手术的主要并发症之一，特别是前列腺癌根治术。前列腺手术中损伤控尿机制，术后出现尿失禁的治疗比较棘手，目前临床上没有很好的解决办法。

第三章
康复技术理论

第一节　生物反馈技术

生物反馈（biofeedback）又称生物回授。它在不同的场合下具有不同的含义，既可以指有机体内发生的一种过程；又可以表示一种方法；还可以表示一种特殊的治疗手段。生物反馈是借助精密的专门工具，去探查和放大人体固有的生理变化过程所产生的各种信息，通过显示系统，将此种信息转变为易于为患者理解的信号或读数，在医务人员的指导下进行训练，使患者学会利用发自自身经过处理的信号，有意识地控制体内各种生理、病理过程，促进功能恢复，从而达到治疗疾病的目的。

生物反馈治疗是采用模拟的声音或视觉信号反馈正常或异常的盆底肌肉活动状态，以增强盆底肌肉张力和收缩力，控制膀胱，达到康复盆底肌肉、治疗尿失禁、盆腔器官脱垂的目的。仪器有阴道压力计、阴道哑铃、生物反馈刺激仪等。生物反馈刺激仪是将电极置入阴道或直肠内，检测盆底肌肉的电信号活动，将模拟的声音或视觉信号反馈给患者和医生，帮助医生通过反馈的信息了解患者的肌肉状态，让患者在反馈信号的指导下，学会正确自主控制盆底肌的收缩和舒张。很多患者不能正确的进行盆底肌肉锻炼，没有收缩

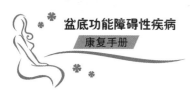

盆底肌肉群，而是错误的收缩腹部肌肉和臀大肌，这样不仅起不到治疗作用，反而会加重病情。因此，盆底肌肉锻炼不能盲目，如何正确收缩盆底肌，而不使用其他辅助肌肉，才是重中之重。

由于生物反馈技术具有较好的适用性，现已广泛应用到临床各种疾病的治疗：①盆底功能障碍性疾病，如排尿、排便功能显著改善；②改善紧张性头痛；③脑瘫，有效提高脑瘫患者双下肢功能；④慢性疼痛，教会患者学会放松肌肉，减少肌肉活动，从而减轻疼痛；⑤骨科康复，有利于增强关节稳定性，提高伸膝动力，纠正生物力学紊乱，促进膝关节整体功能的恢复；⑥脑卒中，促进卒中患者运动功能的恢复。此外，肌电生物反馈联合吞咽训练治疗脑梗死后吞咽障碍，能显著提高患者吞咽功能，改善其生存质量。

具体做法是：将治疗电极置入阴道或者直肠内，直接测量压力或者肌电信号，再以声学和图像信号反馈给医生及患者，帮助医生制订更加个体化的治疗方案，使患者在视觉和听觉信号的指导下学

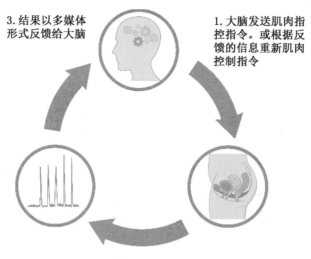

3.结果以多媒体形式反馈给大脑

1.大脑发送肌肉指控指令。或根据反馈的信息重新肌肉控制指令

2.仪器分析肌肉电信号

会自主控制盆底肌的收缩和放松，纠正患者不正确的盆底肌训练方法，提高康复治疗的疗效。

第二节　电刺激技术

神经的活动（兴奋、抑制和神经传导）、肌肉收缩和神经兴奋与肌肉收缩的耦联都是以电活动为基础。电刺激是指用特定参数的脉冲电流，刺激组织器官或支配它们的中枢神经或外周神经，从而引起组织器官的功能发生改变。电刺激治疗于1958年由Caldwell首先提出，而应用于临床则始于20世纪70年代中期。

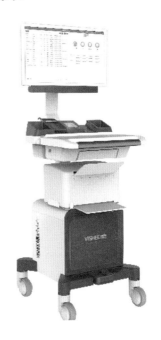

一、电刺激作用的基本原理

（1）模拟神经电活动、控制器官功能。

（2）阻断/抑制神经电活动，或增强神经电活动，改变器官功能。

（3）直接作用于效应器（肌肉），改变其收缩和舒张状态。

（4）长期、慢性刺激改变组织结构和功能，达到治疗目的。

二、电刺激作用机制

盆底肌电刺激是指使用电流刺激包括尿道外括约肌在内的盆底肌群，其主要机理：

（1）直接兴奋盆底肌肉组织，以增强盆底肌的控尿功能。

（2）通过神经反射兴奋盆底肌组织。

（3）通过神经反射作用于膀胱逼尿肌，使其收缩受到抑制，从而改善膀胱储尿。

（4）长期刺激可以增加盆底肌中的抗疲劳肌纤维比例。

三、电刺激增强肌力和耐力的原理

电刺激疗法是指通过电刺激代替由大脑发生的神经冲动使肌肉产生等张或等长收缩的力量训练方法。肌肉力量的大小与肌纤维数量、肌纤维横断面积、神经冲动频率等生理学因素有关。

（一）增加肌肉收缩时募集的纤维数量

电刺激与中枢神经发出冲动引起肌肉收缩效果是一样的，同时电刺激训练可提高肌肉组织的活性和反馈性地导致中枢神经系统发出的神经冲动增加，从而在肌肉收缩时调动更多的肌纤维参与工作，增大收缩力量。

（二）改变肌肉的组织结构

肌纤维增粗，细胞核体积和数量显著增加，DNA含量增加，肌纤维内线粒体数量显著增多，尤以快肌纤维变化明显。

（三）供给肌肉丰富的血液

电刺激后，单位横截面上肌纤维周围毛细血管数量增加，毛细血管密度增大，其周围的圆柱体的减少，从而使毛细血管用以特质交换的面积加大，交换的距离缩短，也使血液中 PO_2 提高和 PCO_2 降低，降低肌纤维周围组织液代谢产物的浓度，使肌肉耐力提高。

（四）改变肌肉运动单位的募集顺序

肌肉的随意收缩和电刺激引起的肌肉收缩在作用方式上不尽相同。随意收缩的肌肉表现出力量增加，其运动单位激活存在顺序募集现象，运动单位是从小运动神经元所支配的低阈值小运动单位开始，到大运动神经元所支配的高阈值大运动单位。电刺激引起肌肉运动单位的募集顺序与随意收缩运动单位募集顺序完全不同。直径大的轴突支配较大的肌纤维，有较低的兴奋阈值，通常位于肌肉的浅层，因此，电刺激能兴奋那些在随意收缩下难以兴奋的运动单位。经电刺激训练的肌肉在随意收缩时运动单位募集顺序变化，较大的运动神经元首先被激活，更多的运动单位参与活动。因此，电刺激使较多的快肌参与收缩，显著改善肌肉的力量。

（5）长期的电刺激可导致快反应、易疲劳的Ⅱ型纤维向慢反应、抗疲劳的Ⅰ型纤维转变。

由于 1 ～ 10 Hz 频率的电流可引起肌肉单收缩，25 ～ 50 Hz 频率的电流可引起肌肉强直收缩，而 100 Hz 可使肌肉收缩减弱或消失，所以肌力训练一般选择 50 Hz，耐力训练选择 20 ～ 30 Hz。

四、盆底电刺激对神经的影响

（一）兴奋阴部神经

阴部神经起源于 S2 ～ S4，主要分支有会阴神经、肛神经和阴茎（阴蒂）背神经。肛神经分布于肛门外括约肌和肛门部皮肤；会阴神经分布于会阴肌肉以及阴囊或大阴唇的皮肤；阴茎（阴蒂）背神经分布于阴茎（阴蒂）的海绵体及皮肤。

经阴道的电刺激的作用部位为阴道下段周围的盆底肌，主要为尿道周围的肌肉、耻尾肌和耻骨会阴肌。通过兴奋支配上述肌肉的会阴神经末梢，引起上述的肌肉的收缩，从而达到增强肌力的目的，改善因盆底肌肉松弛导致的压力性尿失禁、器官脱垂等。

（二）兴奋腹下神经，抑制盆神经

骶髓是支配泌尿生殖器官的最低位中枢，其中骶 1—4 脊髓灰质中有逼尿肌核，骶 2—4（骶髓排尿中枢）脊髓灰质中有阴部神经核。

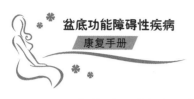

正常的下尿道存在两条反射通路，其一为阴部神经—骶髓—盆神经反射通路，此为副交感反射通路，受机体副交感中枢（骶髓副交感神经核）调节和控制；另一为阴部神经—胸髓—腹下神经反射通路，受机体交感中枢（胸髓交感神经核）调节和控制。此两条通路的传入皆起源于阴部神经，盆底电刺激所产生的神经冲动，经中枢处理后通过腹下神经反射性抑制膀胱逼尿肌收缩，缓解膀胱过度活动和急迫性尿失禁，抑制逼尿肌收缩的最佳频率为 10 Hz。

五、神经肌肉电刺激

盆底康复治疗所使用的神经肌肉电刺激实际上是功能性电刺激。功能性电刺激（functional electrical stimulation，FES）属于神经肌肉电刺激（neuromuscular electrical stimulation，NES）的范畴，是利用一定强度的低频脉冲电流，通过预先设定的程序来刺激一组或多组肌肉，诱发肌肉运动或模拟正常的自主运动，以达到改善或恢复被刺激肌肉或肌群功能的目的。

（一）物理特性

1. 频率　理论上 FES 的频率为 1 ～ 100 Hz。

2. 脉宽　常在 100 ～ 1000，多使用 200 ～ 300。

3. 占空比　大多数为 1 : 1 ～ 1 : 3。

4. 波升 / 波降　波升是指达到最大电流所需要的时间，波降是指从最大电流回落到断电时所需的时间，波升、波降通常取 1 ～ 2 s。

5. 电流强度　一般 FES 使用表面电极时，其电流强度为 0 ～ 100 mA。使用肌肉内电极时，其电流强度为 0 ～ 20 mA。

神经肌肉电刺激治疗是一种非侵入性的物理治疗方法，无创伤性，方便操作，用特定参数的电流刺激盆腔肌肉器官或者支配它们的神经纤维，通过对效应器的直接作用，或对神经通路活动的影响，促进盆底肌收缩更快更强，从而改善储尿或排尿。男性常用直肠内电极，而女性可选择直肠或阴道内电极。若盆底肌不能主动收缩，电刺激对盆底肌松弛或者膀胱收缩亢进引起的尿失禁都有确切的疗效，具有抑制膀胱收缩和加强尿道关闭的作用。

（二）主要不良反应

少数患者因反复炎症可引起阴道激惹和感染。

第三节　磁刺激技术

磁刺激（Magnetic stimulation）是在电刺激的基础上发展起来的一种新的兴奋肌肉和神经的方法，一般使用高强度脉冲磁刺激，利用变化的磁场无接触地通过空间耦合入组织内部形成的感应电流刺激组织细胞，从而引发细胞的动作电位，因此无论是磁刺激还是电刺激，在细胞水平的刺激机制是相同的，两者的不同在于电刺激是通过表面电极注入电流，而磁刺激是通过脉冲磁场穿透人体而

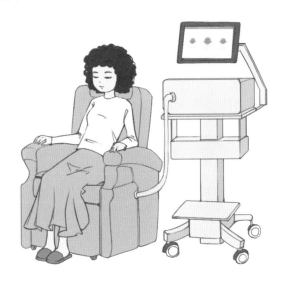

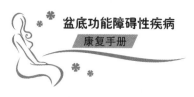
产生感应电流来刺激作用部位，并不是磁场本身起刺激作用。磁刺激作为一种非侵入性的外源性刺激，从刺激方法上讲，是对电刺激的一个突破，使得刺激方法超越以往的局限而获得了进一步的发展，它的优势主要体现在以下三方面：

（1）磁刺激没有感应电流密度十分集中的区域，因此受试者无疼痛感。

（2）肌肉、骨骼等不良导体对脉冲磁场进入人体没有衰减作用，因此磁刺激可达深部组织。

（3）刺激的操作十分简单，刺激线圈只要放在被刺激部位的近旁，中间甚至可以隔有衣服，照样可以刺激，线圈位置的改变更容易。

由于磁刺激具有有效、无痛、无损伤、易于重复及操作简便等明显的优点以及它在临床诊断和治疗中不断被证明的较高的应用价值和诱人的发展前景，而一直受到各国学者的广泛关注，美国、英国、日本等国家在这方面的研究工作比较活跃。盆底磁刺激基于法拉第定律，通过盆底肌刺激、骶神经调节引起盆底肌肉收缩，从而达到增强盆底肌肉力量的作用。磁刺激是在一组高压大容量的电容上充电，用电子开关向磁场刺激线圈放电，不到 1 ms 内流过数千安培的脉冲电流，瞬时功率达到几十兆瓦，刺激线圈表面产生的脉冲磁场可达 1 ~ 6 T（tesla，T，特斯拉）。磁场本身并不兴奋神经组织，而是运动磁场的感应电压产生电流的刺激作用。感应电压与磁场变化速度成正比。磁场通过高阻抗组织（如骨骼、脂肪），不会衰减磁场强度。感应电流与组织的导电性能成正比，皮肤、脂肪或骨骼的阻抗高，感应电流就小，所以几乎不兴奋疼痛感受器，这样就使得磁刺激技术是无痛的。

根据电磁感应原理，在脉冲磁刺激下的组织产生反向感应电流，改变细胞膜电位，当感应电流强度超过神经组织的兴奋阈值时，就会引起局部神经细胞去极化，兴奋性动作电位，产生一系列生理生化反应。

磁刺激是一种常规物理治疗，对改善盆底肌功能、尿失禁安全有效，可在体外对盆底肌及骶神经根进行磁刺激，不需要在肛门和阴道内置入电极，可以穿着衣服进行治疗，不需要皮肤准备，男女皆可，尤其适合老年、儿童或行动不便的患者。

第四节　肌筋膜疗法技术

膀胱周围盆底肌肉筋膜紧张与尿频、尿急、疼痛密切相关，手法松解、肌筋膜按压的方法临床治疗有疗效。

一、肌筋膜盆腔疼痛综合征（MPPS）

1. 疼痛来源于缩短、紧绷且有触痛感的盆底肌肉，通常有高度敏感的触发点也就是扳机点（Trp）。

2. 疼痛可能位于骨盆、阴道、外阴、直肠或膀胱，也可牵涉

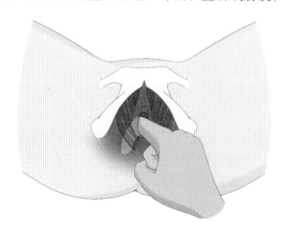

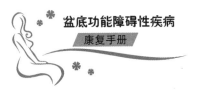

至大腿、臀部或下腹部。

二、MPPS 特点

1. 疼痛可持续可间断、压迫感、烧灼感。

2. 定位不明确，有可预见的牵涉痛。

3. 活动或性交可触发。

4. 有泌尿感染或阴道炎症的感觉，细菌培养阴性。

三、MPPS 的临床表现

1. 盆腔痛，腹痛（伴有严重的痛经）。

2. 尿频、尿急、排尿困难，膀胱痛等。

3. 阴道或外阴不适。

4. 性交痛。

5. 腹胀、便秘。

6. 直肠、阴道、膀胱痉挛。

第五节　簪式操

盆底功能障碍的一线治疗方法为行为治疗。其中，盆底肌训练是除了改善生活方式外的重要而有效的无创治疗方法。传统盆底肌训练因其枯燥、单调，难以让患者坚持治疗。所以，应用一种安全有效、低失访率且耐受性良好的新型胯部—盆底功能重建训练成为我们专业的方向。上海市第五人民医院盆底团队将专业、科学的盆底肌训练融入舞蹈及健身操，形成了一套老少皆宜的盆底优化训练疗法。

基于簪式盆底优化训练疗法系完全自主知识产权著作（沪

作 -2016-A-00627419）的基础上，进行优化及补充，目前已成熟应用于临床。

赟式盆底优化训练疗法为新型胯部——盆底功能重建训练，可唤醒女性深、浅肌层收缩的本体感觉，增加阴道壁的压力和阴道的血流，在改善尿失禁、膀胱过度活动症等基础上提升性功能指数，增强幸福感。另外，通过训练性活动时所需要用到的骨骼肌进行针对性训练，提升以下肌群的肌力及控制力。

女性盆底核心肌群训练疗法：

作用：控制排尿、控制排便、改善性功能、增强盆腔血液循环、改善盆底肌的运动功能、提高盆底肌力及阴道弹性、塑形、促进肌肉代谢能力进而使肌肉恢复到正常的动力学范围，协调局部肌

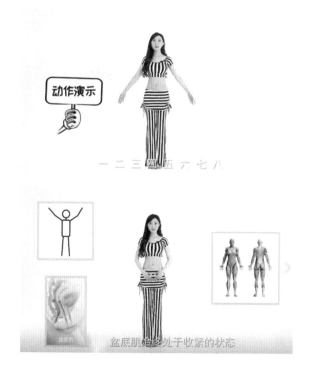

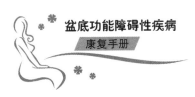
肉与器官的功能状态，抑制膀胱的不自主收缩，减少尿失禁的发生，降低尿道阻力，增加了排尿通畅程度，还可加强下腹、会阴、胯部柔韧度，使患者逐渐欣赏自我，提升自信心及吸引力。

正确找到盆底肌群位置：腹部、臀部、大腿不用力，将阴道、肛门向肚脐方向上提收紧，保持。若在排尿过程中，将阴道、肛门向肚脐方向上提收紧（紧）能够使排尿停止，将阴道、肛门放松（松）能够使排尿继续进行，即找到正确盆底肌群。

准备姿态：自然站立，脖向上伸长，下颌微抬，双目前视，双肩下沉，挺胸、收腹、收胯，双脚并拢，双膝伸直。

第六节　凯格尔运动

凯格尔运动又称为骨盆运动，于 1948 年被美国的阿诺·凯格尔医师所公布，借由重复缩放部分的骨盆肌肉（亦是俗称的"凯格尔肌肉"）以进行。凯格尔运动常被用来降低尿失禁、妇女的产后尿失禁问题。

凯格尔运动被认为是对女性治疗阴道脱垂以及预防子宫脱垂，以及治疗男性的前列腺疼痛、良性前列腺增生症肿大和前列腺炎的好方法。凯格尔运动也能增进性满足以及帮助减少早发性射精。借由耻骨尾骨肌进行的动作包括中断尿流和缩肛停止排便。重复进行如此的肌肉动作能增强耻骨尾骨肌。减缓或中断尿流的动作可以用作矫正骨盆底运动技巧的测验，但不该用来作常规练习以避免尿潴留。

具体方法如下：

1. 站立，双手交叉置于肩上，脚尖呈 90°，脚跟内侧与腋窝同宽，用力夹紧。保持 5 s，然后放松。重复此动作 20 次以上。

2. 简易的骨盆底肌肉运动可以有时有地进行，以收缩 5 s、再放松的规律，在步行时、乘车时、办公时都可进行。

3. 第二阶段是有效率地每天自我训练：

① 平躺、双膝弯曲。

② 收缩臀部的肌肉向上提肛。

③ 紧闭尿道、阴道及肛门（它们同时受到骨盆底肌肉撑）。此动作感觉如同尿急，却因故无法及时去厕所时，必须闭尿的动作。

④ 想象用阴道吸住某种东西，如一种填塞物或者阴茎。首先想象某种东西从阴道入口开始上提，再逐渐沿阴道上升，并保持 3 s。重复 10 次为一组。每日 3 组以上，逐渐增加到 25 次为一组。运动时也可以用手指插入阴道，检查这一过程的效力。

⑤ 使阴道下降，就像将某种东西挤出阴道。保持 3 s 即放松，重复 10 次为一组。每日 3 组以上，逐渐增加至每组 25 次。

⑥ 保持骨盆底肌肉（亦称 PC 肌）收缩 5 s，然后慢慢地放松。

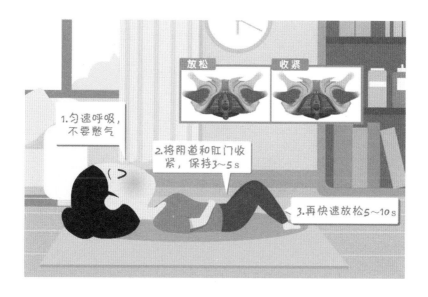

休息 5～10 s 后，重复收缩运动。

⑦ 运动的全程，照常呼吸、保持身体其他部位的放松。可以用手触摸腹部，尽量减少腹部肌肉参与其中训练。

凯格尔运动时可以佩戴阴道肌肉康复器训练。

阴道肌肉康复器又名阴道哑铃，选择适合您型号的哑铃。第一次训练或者盆底功能差的女性一般选择一号哑铃，（最轻的型号）。开始带哑铃运动，运动节奏为：收缩阴道→放松阴道→收缩阴道→休息，收缩阴道→保持 1，2，3，4，5→放松阴道，注意不要用腰腹和臀部的力量收缩放松。如果您采取正确的收缩方式，哑铃是会有上升的感觉的，可以重复运动。每日锻炼 1～2 次，每次15～20 min。放置阴道哑铃后，阴道收缩与放松的同时开始逐级做运动：站立→走路→下蹲→上下楼梯→提重物→咳嗽→跳动。

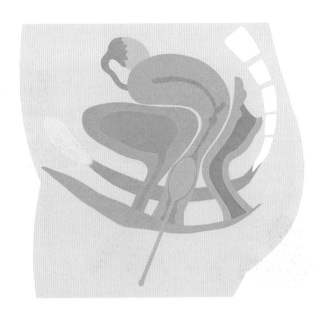

第七节　膀胱训练技术

膀胱训练（bladder training，BT）是指制订一个患者教育计划，预设排尿时间并逐渐调整排尿间隔。主要目的是纠正尿频的不良习惯，控制膀胱过度活动，延长排尿间隔，增加膀胱容量，增加患者对膀胱控制的信心。当膀胱非自主收缩的时候，也能帮助您控制排尿的急迫感。膀胱再训练旨在助您重获膀胱控制能力。膀胱训练方法有 2 种：延时排尿和定时排尿。

一、延时排尿

主动延迟排尿时间，达到增加膀胱尿意容量、减少排尿次数一抑制膀胱收缩的目的。适用于尿频、尿急、尿失禁或有逼尿肌不稳定，膀胱尿意容量小，但膀胱实际容量正常。

延迟排尿旨在产生尿意后训练排尿控制，比较适合在日常活动中产生尿意后进行。产生尿意以后，有意识地憋尿并延长憋尿时间。同时把注意力从"排尿"的念头上转移走，专注于正在进行的活动上。尿意明显时，可以采用提肛法控制尿意。如尿意仍非常强烈，可以强迫自己拖延半分钟，或者 1 min 再去排尿。如能做到排尿延迟，可在允许的范围以内，将延迟的时间拖得更长。有条件的情况下，可记录每次排尿的尿量，争取使自己单次排尿量在 150 mL 以上，然后逐渐增加到 200 mL，250 mL，300 mL……记录尿量不必买专门的量杯，用一个剪开口的饮料瓶即可估测。可在卫生间准备一个方便的小本子和笔，记录每次排尿的时间和尿量，形成"排尿日记"。这样可以看到自己训练后的成果，会更有信心，也更有成就感。在刚开始进行延迟排尿训练时，尿意往往不能完

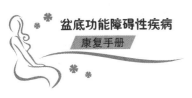

全控制，有些人会感到气馁。实际上同提肛训练类似，延迟排尿也要循序渐进的进行，要想到：只要练习就会有进步。

二、定时排尿

定时排尿适用于有自理能力的患者，尤其适用于我们上班族。顾名思义，就是按照固定时间排尿，首先根据自己的具体情况选择一个合适的排尿间隔，开始可以是 30 ～ 60 min，按照规定的时间间隔进行排尿，到了时间，即使没有尿意，也应该去排尿。如未到排尿时间想要排尿，则尽量拖延时间，抑制排尿欲望，等到规定时间再排尿。训练期间应该控制酒精、饮料等刺激性和利尿性的因素干扰，训练 2 ～ 3 周后，症状可能会发生明显的改善。每周可增加排尿间隔，持续 6 周，最后能达到间隔 2.5 ～ 3 h 排尿一次。可以借助音乐、转移注意力、收缩盆底肌肉等方法，抑制排尿欲望，延迟排尿。在训练过程中，排尿时间表非常重要，设定固定的、有一定伸缩弹性的排尿时间表，也就是我们通常所说的排尿日记。

在进行膀胱训练的过程中最好身边有家人和朋友的支持，这一点也很重要，毕竟训练的过程枯燥并且辛苦，如果身边有人支持、协助提醒排尿，可能会得到事半功倍的效果。

第八节　A3 反射

A3 反射，是控尿反射中非常重要的反射。当膀胱储存尿液到一定程度时，膀胱逼尿肌收缩，膀胱压力增加，身体反射性收缩盆底肌肉，从而反射性地抑制膀胱逼尿肌收缩，让膀胱可以容纳更多的尿液。

一、A3 反射检测方法

根据机器模型模拟 A3 反馈曲线，在波幅 40% 的 Ⅰ 类肌纤维模块基础上，有 1 个 60% ～ 70% 的 Ⅱa 类纤维模块。嘱患者按照模块收缩盆底 Ⅰ 类肌纤维，在此过程中嘱患者咳嗽，观察盆底肌肉收缩曲线有无出现峰值以及出现峰值的时间。

二、A3 反射检测结果判定

A3 反射正常时，盆底肌肉收缩出现峰值并且峰值的出现时间早于咳嗽时腹压峰值的出现时间。

三、A3 反射检测的临床意义

A3 反射异常时，提示患者控尿异常。

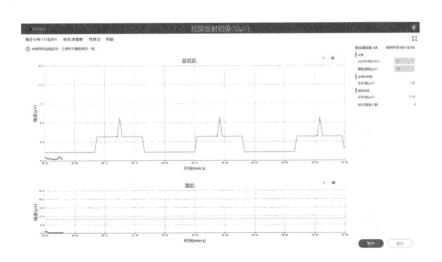

第四章
肌电评估及常见报告解读

第一节 盆底表面肌电评估（Glazer 评估）
——给你的盆底肌做"心电图"

　　1997 年，美国康奈尔大学医学院的 Dr. Glazer 建立检测盆底肌肉功能的五步固定方案并以"Glazer Protocol"的名称命名。该评估方案提供了一个固定的肌肉运动和测量的程序，为盆底肌肉活动的测量提供了一种标准表面肌电检测方案，它还提供了一个含正常人和各种盆底功能障碍性疾病患者表面肌电评估结果的数据库。

　　给你的盆底肌做"心电图"之前，我们需要先进行手测盆底肌

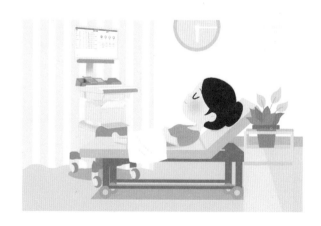

力之后再做盆底表面肌电评估（Glazer 评估）。

一、首先进行手法检测（即盆底肌肉初筛检查）

（一）操作步骤

1. 治疗床铺上一次性隔离巾。

2. 患者脱一侧裤腿以暴露外阴，取仰卧位，双脚分开约120°。

3. 检查者左手掌轻压患者腹部，右手中指及示指缓慢进入患者阴道，开始进行检测。

（二）检测方法及肌力分级

用口令叫患者收缩阴道，采用改良牛津肌力分级评分，分为0～5级。

0级：表示毫无收缩；

1级：表示微有抽动；

2级：表示微弱收缩，仅感受到轻微力量，没有压迫或内缩上提的感觉；

3级：表示普通收缩，轻度压迫及内缩上提的感觉；

4级：表示收缩正常，可抗阻力，手指向下压时仍可感受到收缩；

5级：表示强力收缩，强而有力的压迫手指。

叮嘱患者在进行阴道收缩时，尽量不要进行腹肌收缩，把腹肌收缩与肛提肌收缩分离出来。

二、盆底表面肌电 Glazer 评估

经过盆底肌力初筛检查后，肌力＜3级，需进行盆底肌肉训练治疗者，治疗前用阴道电极检测。

（一）前期准备工作

1. 排尿排便，以防评估中产生干扰（初次评估可指导患者通

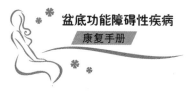
过排尿中断法感知盆底肌）

2. 盆底解剖、表面肌电的基础教育。

3. 教会患者区分不同肌肉的收缩，尽量减少盆底肌收缩时辅助肌肉的过多参与（可分别让患者收缩臀肌、腹肌及内收肌，感受辅助肌收缩的不同感觉，从而正确进行盆底收缩。）

4. 教会患者放松，了解评估过程，学习如何快速收缩和保持10 s收缩。

注意：以上步骤总体时间不应超过 5 min，避免患者盆底肌出现疲劳，影响后续评估结果。

（二）操作步骤

1. 治疗床铺上一次性隔离巾。

2. 患者脱一侧裤腿以暴露外阴，取仰卧位，双脚分开约120°。

3. 用 75% 乙醇（酒精）擦拭一侧腹直肌部位，以去除皮屑，减少干扰。

4. 将黏胶电极贴于一侧腹直肌上，参考电极贴于一侧髂前上棘。

5. 用生理盐水润湿阴道电极或在阴道电极头部涂抹少量的导电膏，动作轻柔地把阴道电极放进阴道（阴道电极圆形挡片在阴道口外），参考电极贴于另一侧髂前上棘。

6. 进入程序开始检测。

（三）评价肌肉功能的主要指标

1. 静息状态基线值

指肌肉活动之前能量消耗的水平，基线波幅是功能障碍的明显标志。静息状态基线升高多由组织学、情绪因素或两者共同引起。

2. 肌肉募集的速度

指肌肉收缩的速度，快肌纤维以 30 ～ 50 Hz 的速度传导，慢肌纤维以 10 ～ 20 Hz 的速度传导。

3. 收缩波幅

肌肉募集综合，与肌体积、神经支配的比例、运动单位总和及疲劳适应度呈正比。

4. 疲劳度

指肌纤维运动电位传导速度下降，反映在肌肉运动转换频率下降，与组织灌注不充分、能量耗尽及代谢物堆积有关。

5. 恢复到基线

指肌肉活动恢复到 5% 前基线水平所需要的时间。正常的肌肉能在 2 ms 内恢复到收缩前基线水平，当肌肉活动后不能恢复到基线水平时，会影响活动后神经肌肉的兴奋性。

三、Glazer 评估具体方案

（一）前基线静息评估阶段

60 s 前基线静息状态，评估静息状态下盆底肌肉的张力；测试肌肉放松能力。评价指标：平均值、变异系数。

关键指标是平均值，它指的是盆底肌完全放松状态下的肌张力，一般要求小于 4 μV，最佳指标是小于 2 μV。小于 2 μV 有 2 种人，一种是无症状者，也就是我们所谓的正常人，一种是盆底低张力人群。也就是说我们希望盆底肌放松状态下完全小于 2，但是不是所有的小于 2 μV 都正常，还要结合后面的快肌测试和慢肌测试结果来判定。第二个指标是变异性，变异性公式是"标准差 / 均值"，参考值是小于 0.2，最好是小于等于 0.1。

（二）快肌评估阶段

5 次快速收缩，每次收缩放松 10 s，该阶段评估快肌功能；测试快肌肌力和反应速度。评价指标：最大值、收缩时间、放松时间。

最大值要大于 40 μV，研究 600 例无症状中国人群的盆底数据，25～40 岁，50% 以上人群超过 40 μV，所以超过 40 μV，意味着快肌的肌力较好，不易产生明显的快肌相关的临床症状。但是还要结合上升时间和下降时间，Glazer 教授的研究表明无症状盆底肌电的上升和下降时间都接近 0.2 s，这个数值越小越好。这 2 个指标反映了快肌的募集能力和去募集能力，募集快，就不容易发生尿失禁和便失禁。放松时间延长，也就是去募集时间延长，表示盆底肌的动态张力升高，常见于高张力性疾病患者，意味着盆底肌的缺血状态，长期高张力就会继发盆底肌营养不良，继而出现盆底低张力。

（三）慢肌评估阶段

5 次持续收缩和放松，收缩 10 s、放松 10 s，该阶段可评估慢肌肌力及快慢肌协调性；测试慢肌肌力和收缩稳定性。评价指标：平均值、变异系数。

平均值大于 35 μV，这是根据 Glazer 的原则，10 s 持续收缩的平均值要大于快肌最大值的 80% 以上。这个阶段更重要的数值是变异性，公式一样，还是标准差 / 均值，最好是小于等于 0.1，它代表了持续收缩的平台期很稳定，肌肉的控制力较强，我们也认为盆底肌的稳定性较强。Glazer 认为持续收缩的变异性是一个判断盆底肌恢复情况的黄金指标，当这个数值在明显变小时，意味着盆底肌的自我控制力在恢复，盆底障碍的各种症状也会逐渐改善或者好转。

（四）慢肌耐力评估阶段

60 s 耐力收缩，主要评估慢肌的耐力；测试慢肌的耐力。评价指标：平均值、变异系数、前后 10 s 的比值、中值频率。

这个阶段主要是测试慢肌的耐疲劳能力，需要盆底肌持久收缩 60 s 以上，Glazer 的研究结果是这个数值不小于慢肌收缩 10 s 的平均值的 80% 以上，所以参考值是大于 30 μV。变异性最好小于 0.2，其中最反映盆底肌耐疲劳度的指数就是后前比，这个数值使用最后 10 秒收缩的平均值除以开始收缩 10 s 的平均值，我们认为这个数值下降不超过 20%，就说明盆底肌耐疲劳能力较强。

（五）后基线静息评估阶段

60 s 后基线状态，记录和评估患者的盆底肌肉在一系列活动之后的恢复功能；测试肌肉收缩后的放松能力。评价指标：平均值、变异系数。

解读同前静息阶段，但是主要是为了看经过一系列盆底肌的收缩放松之后的盆底肌状态，功能完好的话静息肌电值还会回到 2 μV 以下，假如缺血和神经控制障碍的盆底肌就会升高，一般我们认为升高超过 4 μV，就是比较明确的后静息肌张力升高的表现。

注意：评估过程中确保患者处于放松状态，并尽量避免辅助肌收缩。如患者前基线 > 4 μV，而后基线正常，提示患者可能存在紧张的情况，需要患者充分放松，可以帮助患者揉揉大腿、臀部达到放松，也可检查并调整一下阴道电极的位置。

四、Glazer 评估影响因素

1. 患者未采取舒适体位；

2. 患者对阴道电极有抵触；

3. 阴道黏膜激惹；

4. 患者未能学会正确收缩盆底肌；

5. 评估过程中未能及时发现和纠正患者错误的收缩行为；

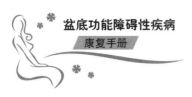

6. 操作者宣教欠缺；

7. 评估过程中患者受外界环境干扰；

8. 环境对设备有干扰。

第二节　报告解读

盆底功能障碍性疾病在临床通常是分为两类：松弛型盆底功能障碍、过度活跃型盆底功能障碍。通过综合分析患者的报告数据，结合临床，将患者很好地划分为松弛型或者是活跃型，为下一步制订对应的治疗方案明确前提。（数据结合临床，报告不作诊断）

一、分析过度活跃型盆底肌数据：通常结合前后静息阶段平均值来看，了解患者的盆底肌肉是否存在过度活跃的表现。通俗来说，了解肌肉是否能按照要求正常放松下来。临床表现有①前静息高，后静息不高，提示患者在开始评估时存在紧张或者阴道对电极有激惹反应，并不是盆底肌肉过度活跃。②两者都高或者是一系列活动后出现基线高，常提示可能存在肌肉过度活跃的问题。③过度活跃型盆底肌在数据的表现上通常还会出现变异性高，因为肌肉活动时不稳定、不协调。

二、分析松弛型盆底肌数据通常是综合评估报告快肌、慢肌力量和耐力这几项数据。在盆底肌能够正常放松的前提下，肌力和耐力出现下降则考虑患者是松弛型盆底肌。

三、临床还有一类表现的报告数据，前后静息高而中间肌力下降。主要是因为患者肌肉在安静状态过度活跃、肌肉痉挛导致肌肉在正常需要活动的状态力量不足。这类患者盆底肌肉受损更为严重，治疗也相对复杂，耗时相对长。

Glazer 评估报告解读

阶段名称	参数名称	参数意义	参考值	异常值提示	临床疾病
测试前基线	平均值 Mean	考查盆底肌完全放松状态下的肌张力	2～4 μV	>4 μV，说明盆底肌放松状态下肌张力过高，可能存在肌肉的紧张甚至痉挛	慢性前列腺炎、前列腺痛、射精、性交痛、急迫性膀胱（尿频、尿急）等、神经性盆底疾病便秘高张力性盆底疾病
	变异系数 Variability	考查盆底肌放松状态下的稳定性	<0.2	>0.2，说明盆底肌放松状态下稳定性差，可能存在间断性痉挛	慢性前列腺炎、前列腺痛、射精、性交痛、急迫性膀胱（尿频、尿急）等、神经性盆底疾病便秘高张力性盆底疾病
快速收缩	五次最大值 Max	考查盆底肌群中快肌纤维的功能状态	肛门肌电：70～100 μV 阴道肌电：35～45 μV	肛门肌电<70 μV，阴道肌电<35 μV，说明可能存在盆底肌收缩力弱 肛门肌电<70 μV，阴道肌电<35 μV 且放松状态下肌张力>4 μV，说明可能存在过度活动型盆底功能障碍	失禁、松池型便秘、盆底器官等脱垂、轻中度（直肠、勃起障碍等功能障碍低张力性盆底疾病
持续性收缩	慢肌平均值 Mean	考查盆底肌纤维和慢肌纤维收缩时的平均肌力	肛门肌电：50～80 μV 阴道肌电：30～40 μV	肛门肌电<50 μV，阴道肌电<30 μV，说明可能存在盆底肌收缩力弱 肛门肌电>80 μV 且放松状态下肌张力>40 μV，说明可能存在肌力过高甚至痉挛	尿失禁、松池型便秘、盆底器官等脱垂、轻中度（直肠、勃起障碍等功能障碍低张力性盆底疾病 慢性前列腺炎、前列腺痛、射精、性交痛、急迫性膀胱（尿频、尿急）等、神经性盆底疾病便秘高张力性盆底疾病

续表

阶段名称	参数名称	参数意义	参考值	异常值提示	临床疾病
持续性收缩	差异系数 Variability	考查盆底肌群中快肌纤维和慢肌纤维收缩时肌力的稳定性。	<0.2	>0.2，说明盆底肌收缩状态下稳定性差，控制能力差	结合最大值和平均值分析
耐力测试	60 s慢肌收缩平均值 Mean	考查盆底肌群中慢肌纤维长时间持续收缩时的平均肌力。	肛门肌电：40～60 μV 阴道肌电：25～35 μV	肛门肌电<40 μV，阴道肌电<25 μV，说明可能存在盆底肌收缩力弱；肛门肌电>60 μV，女>35 μV，且放松状态下肌张力>4 μV，说明松弛状态下可能存在肌张力过高甚至痉挛	尿失禁、松弛型（便秘、轻中度（直肠、松弛器官等）脱垂、勃起障碍等性功能障碍、低张力性盆底疾病 慢性前列腺炎、射精痛、性交痛、前列腺痛、急迫性尿失禁等（尿频、尿急）神经性膀胱、失迟缓便秘、高张力性盆底疾病
	差异系数 Variability	考查盆底肌群中慢肌纤维长时间收缩时肌力的稳定性。	<0.2	>0.2，说明盆底肌收缩状态下稳定性差，控制能力差	结合平均值分析
测试后基线	静息平均值 Mean	考查盆底肌在一系列动作后放松状态下的肌张力，查看动作后盆底肌能否恢复到静息状态。	2～4 μV	>4 μV，说明盆底肌恢复能力弱，一系列动作后，放松状态下肌张力过高，可能存在肌肉的疲劳、紧张甚至痉挛	慢性前列腺炎、前列腺痛、射精痛、性交痛、急迫性尿失禁等（尿频、尿急）神经性膀胱、失迟缓便秘、高张力性盆底疾病
	差异系数 Variability	考查盆底肌在一系列动作后放松状态下肌张力的稳定性。	<0.2	>0.2，说明盆底肌收缩状态下稳定性差，放松状态下可能存在间断性肌张力差，控制能力差痉挛	慢性前列腺炎、前列腺痛、射精痛、性交痛、急迫性尿失禁等（尿频、尿急）神经性膀胱、失迟缓便秘、高张力性盆底疾病

第五章
治疗方案选择及推荐

第一节　治疗方案选择

一、松弛型（漏尿、脏器脱垂、阴道松弛等）

前 3～5 次：15 min 神经肌肉电刺激（松弛型）+15 min 肌电触发电刺激（松弛型）。

3～5 次后：（包括第二第三个疗程），15 min 肌电触发电刺激+15 min Kegel 模板训练（慢肌）。

二、过度活跃型

（一）痉挛、疼痛等患者

15 min 神经肌肉电刺激（过度活跃型）+15 min Kegel 模板或者 15 min 神经肌肉电刺激（过度活跃型）+15 min 放松训练（多媒体放松或呼吸放松）。

（二）膀胱过度活跃、急迫性尿失禁等患者

前 3～5 次：15 min 神经肌肉电刺激（过度活跃型）+15 min 肌电触发电刺激（过度活跃型）。

3～5 次后：（包括第二第三个疗程），15 min 肌电触发电刺激+15 min Kegel 模板训练（慢肌）。

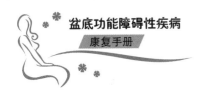
三、电刺激禁忌证患者

（一）过度活跃型

15 min Kegel 模板训练 + 放松训练（多媒体放松或呼吸放松）。

（二）松弛型

15 min Kegel 模板训练 + 多媒体生物反馈（耐力训练）。

第二节　治疗方案推荐

一、方案分类

1. 高张失弛缓电刺激：慢性前列腺炎、急迫性尿失禁（尿频、尿急）尿痛、前列腺痛、射精痛、神经性膀胱、失迟缓便秘、性交痛等高张性盆底疾病。

2. 低张松弛型电刺激：失禁、轻中度（直肠、盆底器官等）脱垂、性功能障碍（勃起障碍）。

3. 混合型电刺激：混合性尿失禁、混合性便秘。

二、禁忌证

心脏病、带心脏起搏器患者肿瘤患者、孕妇术后伤口未愈合、出血、流脓现象。

三、疗程

10 次一个疗程（1 次 / 天或者隔天一次），每次大约 30 min，一般建议 2 ～ 3 个疗程，第一、二疗程之间可连续治疗，第二、三疗程之间可休息几天。

（一）松弛型盆底功能障碍

10 次 / 疗程，每周 3 ～ 5 次，每次治疗 25 ～ 30 min。

第一疗程：

第 1 ～ 6 次，神经肌肉电刺激 10 ～ 15 min ＋ Kegel 模版训练 15 分钟。

第 7 ～ 10 次，肌电触发电刺激 10 ～ 15 min ＋ Kegel 模版训练 15 分钟。

第二疗程及之后疗程：

肌电触发电刺激 10 ～ 15 min ＋ Kegel 模版训练 15 min。

【注意】：

1. 根据患者的盆底肌松弛程度进行电刺激方案的选择：

盆底肌肉轻度松弛（Glazer 评估第三步骤 15 μV ≤ 慢肌均值 ≤ 30 μV）选择神经肌肉电刺激或肌电触发电刺激中的"轻度肌肉松弛"方案。

盆底肌肉重度松弛（Glazer 评估第三步骤慢肌均值 ＜ 15 μV）选择选择神经肌肉电刺激或肌电触发电刺激中的"重度肌肉松弛"方案。

当然，也可以根据患者的临床诊断进行治疗方案选择，如压力性尿失禁、急迫性尿失禁等疾病，可直接选择相应的治疗方案。

2. Kegel 模版训练以慢肌训练位切入点，高度为 Glazer 评估第三步骤（慢肌肌力评估）均值的 50% ～ 80%。之后，根据患者的恢复情况，适当调整训练模版高度。

3. 为了增加患者依从性、趣味性，可适当应用多媒体训练替代 Kegel 模版训练。

4. 如患者有焦虑紧张等心理问题，可在治疗前进行 5 ～ 10 min 的放松。放松方法有音乐放松、多媒体放松以及呼吸放松等，需配

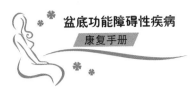

合腹式呼吸。呼吸放松训练模块就是帮助患者进行腹式呼吸节律的练习，根据患者的实际情况选择合适的节律。

（二）高张型（过度活动型）盆底功能障碍

10 次 / 疗程，每周 3 ～ 5 次，每次约 25 min，至少 2 个疗程。放松 10 min ＋ Kegel 模版训练 15 min。

【注意】：

1）选择合适的放松模式（音乐放松、多媒体放松或呼吸放松等），无论选择哪种放松模式，都要配合腹式呼吸。呼吸放松训练模块就是帮助患者进行腹式呼吸节律的练习，根据患者的实际情况选择合适的节律。

2）如果患者依从性较差，强烈需要电刺激治疗，则可使用盆底痛肌电触发电刺激 5 min，电流强度为有刺激感即可。

3）Kegel 模版训练以慢肌训练为切入点，高度为 Glazer 评估第三步骤（慢肌肌力评估）均值的 50% ～ 80%。之后，根据患者的恢复情况，适当调整训练模版难度。

4）为了增加患者依从性，可适当应用多媒体训练替代 Kegel 模版训练。

（三）膀胱过度活动症、急迫性尿失禁

1. 膀胱过度活动症

10 次 / 疗程，每周 3 ～ 5 次，每次 25 ～ 30 min，至少 2 个疗程。膀胱过度活跃神经肌肉电刺激 10 ～ 15 min ＋ Kegel 模版训练 15 min。

2. 急迫性尿失禁

10 次 / 疗程，每周 3 ～ 5 次，每次 25 ～ 30 min，至少 2 个疗程。急迫性尿失禁神经肌肉电刺激 10 ～ 15 min ＋ Kegel 模版训练 15 min。

3. 合并松弛型盆底功能障碍

推荐先治疗膀胱过度活动症、急迫性尿失禁，再治疗盆底松弛。

4. 合并过度活动型盆底功能障碍

推荐先治疗盆底肌过度活动，再治疗膀胱过度活动症、急迫性尿失禁。采用盆底功能障碍电生理诊断及相应治疗方案。

第三节　盆底功能障碍性疾病诊疗方案（泌尿科/男科）

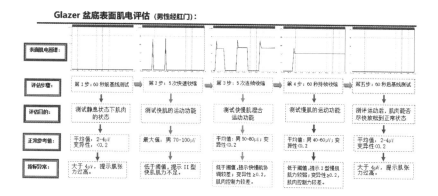

本方案适用于泌尿科/男科的盆底功能障碍性疾病，包括尿频、尿急、急迫性尿失禁、慢性前列腺炎、前列腺痛、性功能障碍、前列腺术后排尿功能恢复等。

一、盆底高张力典型表现

①静息状态下肌张力增高；②静息状态下肌张力稳定性差；③收缩后放松所需时间明显延长；④肌肉收缩耐力降低；⑤收缩时稳定性较差。

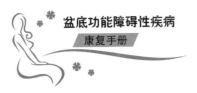
男性高张力盆底表面肌电图

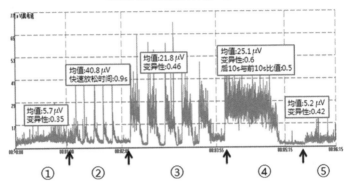

高张力型 ⇒
- 步骤 1、5 均值＞ 4 μV。
- 步骤 2 肌肉收缩后放松所需时间明显延长，＞ 0.5 s。
- 步骤 4 的收缩耐力下降，均值低于参考值。
- 步骤 1、3、4、5 变异性＞ 0.2。

二、盆底低张力典型表现

① 静息状态下肌张力正常（小部分表现为张力过低）；② 收缩幅值明显降低；③ 收缩耐力降低；④ 收缩后放松时间正常；⑤ 收缩稳定性差。

低张力型 ⇒
- 步骤 1、5 均值≤ 4 μV。
- 步骤 2、3、4 的收缩均值明显降低。
- 步骤 4 的收缩耐力下降，均值低于参考值。
- 步骤 2 肌肉收缩后放松所需时间处于正常范围，≤ 0.5 s。
- 步骤 3、4 变异性＞ 0.2。

治疗方案为生物反馈训练，其作用在于：主动增强大脑中枢对盆底肌肉的控制，达到盆底肌协调稳定的运动，缓解痉挛，增强肌力。

（一）快慢肌训练的选择

盆底肌生物反馈训练指的是对盆底快肌和慢肌进行针对性训练，包括稳定性、协调性、肌力等。①如快肌受损，慢肌正常，常见于性功能障碍等，则以快肌训练为主，慢肌训练为辅。②如快肌正常，慢肌受损或快慢肌均受损，常见于男性前列腺术后尿失禁、慢性前列腺炎等，则以慢肌训练为主，快肌训练为辅。

男性低张力盆底表面肌电图

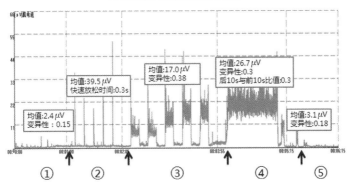

训练的要点：

训练的 3 个要素：①收缩稳定性（肌肉的控制能力）；②收缩协调性（盆底肌和腹肌的协调性，盆底肌之间的协调性）；③肌力（快肌收缩幅值、慢肌收缩耐力）。

（二）Kegel 训练模板高度的选择

对于快肌训练，选择的 Kegel 训练模版高度约为 Glazer 评估报告中第二步收缩均值的 80%。如上面男性低张力盆底表面肌电图所示，第二步的收缩均值为 39.5，则 39.5 μV×80%=31.6 μV，取临

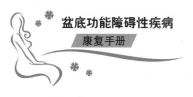

近模版高度 30 μV 作为训练模板。

（三）对于慢肌训练选择的

Kegel 训练模板高度约为 Glazer 评估报告中第三步收缩均值的 80%。如上面男性低张力盆底表面肌电图所示，第三步的收缩均值为 17.0 μV，则 17.0 μV×80%=13.6 μV，取临近模版高度 10 μV 作为训练模板。

（四）治疗疗程

每次治疗时间约 30 min。10 次治疗为一个疗程，疗程视患者病情而定，轻度至少 1 个疗程，中重度至少 2 个疗程，每个疗程结束后进行一次 Glazer 盆底表面肌电评估，以进行治疗方案的调整。

（五）家庭训练的重要性

推荐采用医院治疗和家庭训练相结合的治疗模式，在医院治疗一段时间后，可以在家长期进行生物反馈训练，定期到医院复诊即可，坚持至少 6～8 个月。特别强调医生耐心正确的指导，注重培养患者树立积极乐观的治疗信念，对疾病的治愈至关重要。

第六章
盆底肌电图赝像解读与报告规范

第一节　盆底肌电图检查的目的

通过阴道或直肠电极的置入，采集盆底部分肌肉的肌电状态，重现患者的症状以探究这些症状的原因，并分析相关的病理生理过程。

在这里提示各位治疗师，盆底肌电既然是重现患者盆底肌电与症状间的关系，那么在重现这一症状的时候就会受到各种客观因素的影响，使我们的盆底肌电检查出现盆底肌电赝像，从而误导临床医生和治疗师制订错误的治疗方案。这类赝像是指在盆底肌电测定过程中由体内或体外的因素作用而发生在盆底肌电曲线上的一些不属于实际盆底肌肉收缩放松的信号变化与现象，其包括体内的生理赝象与体外的物理赝象或技术错误。在测定中生理赝象必须被减小或消灭，物理赝象或技术错误必须被消除。

准确的盆底肌电评估，能给我们的治疗提供可靠的依据，避免检查中出现赝像是我们每一个医生和治疗师所共同的目标。盆底肌电检查的质量取决于对数据采集的准确性，在对患者的评估过程中，操作者对仪器基线的设定、信号传输的稳定性、肌电赝像的识别更正、患者症状评估与数据对比变得相当重要。在测定过程中尽

量减少或消除各种生理或非生理赝像，测定前鼓励、安慰受检者，消除紧张情绪与陌生感，测定过程中应避免出现异常的腹肌紧张、恐惧等影响测定结果的情况，如出现盆底肌赝像，建议重复进行2次测定。

在盆底肌电评估中还有许多赝像及其产生的方式尚未被认识，因此医生和治疗师不应盲目接受计算机的报告，应该对结果进行人工分析，辨别并更正赝像。

一份合格的盆底肌电报告，需要我们的操作者做到以下几点：

1. 操作熟练规范、安装位置正确。

2. 妥善固定，避免电极因患者活动产生移位。

3. 检查中患者身体放松，避免紧张，听从语音提示，配合收缩。

4. 检查过程中，患者避免咳嗽等造成腹部及盆底肌收缩的情况。

5. 患者电极片与皮肤接触良好。

6. 避免检查环境中的电流、磁场的影响。

7. 检查前让患者排空膀胱，不要带尿检查。

第二节　盆底肌电报告规范

由于盆底肌电检查时，与环境因素、患者因素、操作者因素、设备因素有很大的关系，因此检查结果必须与患者的临床症状等特点相结合分析后，决定生成盆底肌电检查报告。报告部分应具有以下几个要点：

1. 盆底肌电检测报告分为图形报告、数值报告和文字报告三部分，对掌握盆底专业知识的医生而言，图形报告、数值报告就能满足需要。文字报告是由检查者或者盆底专业医生对图形进行分析后生成的报告，主要针对不会阅读图形报告的医生和患者。

2. 图形报告是最重要的部分，建议保留图形报告的全部合格曲线。

3. 文字报告最好配以图形报告，以便在文字报告存在疑问时，结合图形报告一起分析。

4. 盆底肌电检测报告最好包括描述和结论两部分，读报告的医生针对所看到客观数据结合检测时的情况，对盆底肌电进行客观描述；结论部分，结合患者病史，给予相应的诊断结论。

复旦大学附属上海市第五人民医院
盆底肌肉功能评估报告（标准版）

姓名：朱女士　性别：女　年龄：51 岁　检查号：001　测试日期：2019 年 1 月 22 日

阶　　段	指　　标	测试值	参考值
前静息测试阶段	平均值	3.01	2—4 μV
	变异系数	0.11	< 0.2
快肌（Ⅱ类肌）测试阶段	快速收缩时间	0.00	< 0.5 s
	最大值	40.07	男性：70—100 μV 女性：35—45 μV
	快速放松时间	0.53 ↑	< 0.5 s
慢肌（Ⅰ类肌）测试阶段	平均值	19.95 ↓	男性：50—80 μV 女性：30—40 μV
	变异系数	0.34 ↑	< 0.2
耐力测试阶段	平均值	20.22 ↓	男性：40—60 μV 女性：25—35 μV
	变异系数	0.21 ↑	< 0.2
	后 10 秒 / 前 10 秒比值	0.82	0.8—1.0
后静息测试阶段	平均值	3.57	2—4 μV
	变异系数	0.12	< 0.2

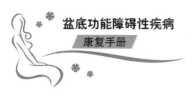
盆底肌肉表面肌电图

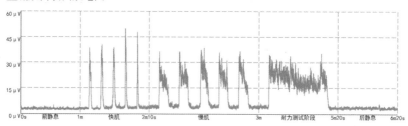

腹肌表面肌电图

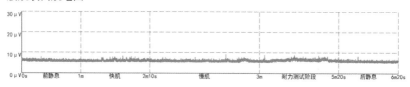

报告解读简要说明：

1. 前静息测试阶段：测试肌肉放松能力。平均值大于 4 μV，可引起盆底疼痛、尿潴留、便秘等。

2. 快肌（Ⅱ类肌）测试阶段：测试快肌肌力和反应速度。肌力不足或反应速度异常可引起压力性尿失禁、性高潮障碍。

3. 慢肌（Ⅰ类肌）测试阶段：测试慢肌肌力和收缩稳定性。肌力不足以及稳定性差可引起器官膨出或脱垂、性冷淡、便秘等。

4. 耐力测试阶段：测试慢肌的耐力。均值和后 10 s/ 前 10 s 比值的降低，反映慢肌的耐力较差，易疲劳。可引起盆底疼痛、排尿障碍等。

5. 后静息测试阶段：测试肌肉收缩后放松能力。平均值大于 4 μV，可引起盆底疼痛、尿潴留、便秘等。

□松弛型　□过度活动型　□盆腹运动协调性差
建议：至少 1 个疗程的盆底康复治疗，并配合盆底家庭训练

赝像 1：

复旦大学附属上海市第五人民医院
盆底肌肉功能快速评估报告

阶　　段	指　　标	测试值	参考值
前静息测试阶段	平均值	222.67 ↑	2—4 μV
	变异系数	0.51 ↑	< 0.2
快肌（Ⅱ类肌）测试阶段	快速收缩时间	0.00	< 0.5 s
	最大值	281.24 ↑	男性：70—100 μV 女性：35—45 μV
	快速放松时间	2.49 ↑	< 0.5 s
慢肌（Ⅰ类肌）测试阶段	平均值	279.92 ↑	男性：50—80 μV 女性：30—40 μV
	变异系数	0.01	< 0.2
后静息测试阶段	平均值	278.32 ↑	2—4 μV
	变异系数	0.02	< 0.2

盆底肌肉表面肌电图

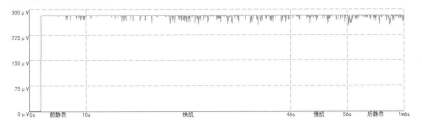

腹肌表面肌电图

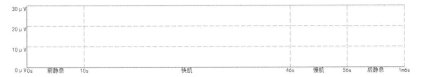

患者情况：朱女士，53 岁，测试日期：2018 年 10 月 18 日。

1. 赝像识别

  ① 盆底肌肉表面肌电图：肌电信号过高，波形异常，肌电信号值达 222.67 μV。

  ② 腹肌表面肌电图：腹部波形过高，呈直线飘高。正常腹部波形可参考标准报告。

2. 可能原因

  ① 电极片问题，尤其贴于髂前上棘的两片电极片起到抗干扰作用，电极片黏性下降或者损坏会直接影响评估使基线飘高。

  ② 电极连接线连接不紧密，导致外界输入干扰。

  ③ 周围高频设备、磁场、手机干扰。

  ④ 探头损坏。

3. 解决办法

  ① 患者贴电极片部位使用酒精进行脱脂处理后再粘贴电极片。

  ② 出现如图赝像 1 时建议电极片直接换新。

  ③ 探头连接线与设备连接线拔掉重新插紧，软件退出重新进入。

  ④ 排除周围是否有高频设备、评估时手机不要放在设备周围。

  ⑤ 更换新探头。

赝像 2：

复旦大学附属上海市第五人民医院
盆底肌肉功能评估报告

阶　　段	指　　标	测试值	参考值
前静息测试阶段	平均值	1.75 ↓	2—4 μV
	变异系数	0.18	< 0.2
快肌（Ⅱ类肌）测试阶段	快速收缩时间	0.30	< 0.5 s
	最大值	31.14 ↓	男性：70—100 μV 女性：35—45 μV
	快速放松时间	0.44	< 0.5 s
慢肌（Ⅰ类肌）测试阶段	平均值	40.12 ↓	男性：50—80 μV 女性：30—40 μV
	变异系数	1.47 ↑	< 0.2
耐力测试阶段	平均值	5.63 ↓	男性：40—60μV 女性：25—35μV
	变异系数	0.57 ↑	< 0.2
	后 10 s/ 前 10 s 比值	0.33 ↓	0.8—1.0
后静息测试阶段	平均值	2.26	2—4 μV
	变异系数	0.64 ↑	< 0.2

盆底肌肉表面肌电图

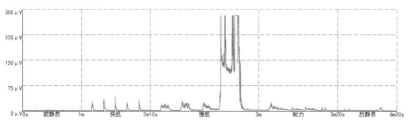

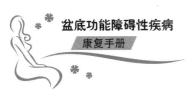
腹肌表面肌电图

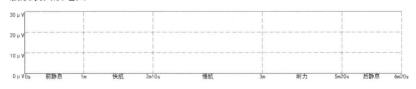

患者情况：王先生，73 岁，测试日期：2019 年 2 月 12 日。

1. 赝像识别：

① 盆底肌肉表面肌电图：步骤三慢肌测试阶段，第 4、5 次的收缩波形出现异常升高，纵坐标升高放大，导致整体波形受影响被压缩，可见 5 个步骤波形小而低，使波形数据无法准确被读取。正常波形可参考标准报告。

② 腹肌表面肌电图：腹部波形过高，呈直线飘高。正常腹部波形可参考标准报告。

2. 可能原因：

① 电极片黏性下降、损坏脱落。

② 电极连接线连接不紧密，导致外界输入干扰。

③ 评估过程有摇晃电极连接线、咳嗽或者患者转换体位。

④ 探头脱出。

⑤ 周围高频设备、手机干扰。

3. 解决办法：

① 患者贴电极片部位使用酒精进行脱脂处理后再粘贴电极片，或者更换新的电极贴片。

② 评估前确保探头连接线与设备连接紧密。如有出现异常要将连接线拔掉重新插紧，软件退出重新进入。

③ 评估前告知患者评估开始后不要改变体位，尽量放松不要挪动。医生要注意不要碰到或者摇晃连接线。

④ 出现个别异常升高，检查探头是否收缩时导致轻微脱出。

⑤ 排除周围是否有高频设备、评估时手机最好不要放在设备周围。

赝像 3：

复旦大学附属上海市第五人民医院
盆底肌肉功能快速评估报告

阶　　段	指　　标	测试值	参考值
前静息测试阶段	平均值	6.54 ↑	2—4 μV
	变异系数	0.11	< 0.2
快肌（Ⅱ类肌）测试阶段	快速收缩时间	0.28	< 0.5 s
	最大值	8.21 ↓	男性：70—100 μV 女性：35—45 μV
	快速放松时间	1.79 ↑	< 0.5 s
慢肌（Ⅰ类肌）测试阶段	平均值	7.78 ↓	男性：50—80 μV 女性：30—40 μV
	变异系数	0.11	< 0.2
后静息测试阶段	平均值	8.75 ↑	2—4 μV
	变异系数	0.16	< 0.2

盆底肌肉表面肌电图

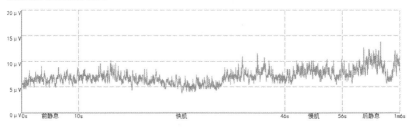

腹肌表面肌电图

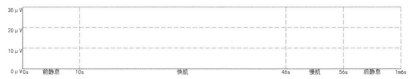

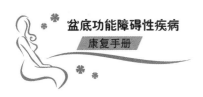
患者情况：胡女士，58岁，测试日期：2019年4月17日。

1. 赝像识别：

　　① 盆底肌肉表面肌电图：波形不明显，5个步骤的波形表现不完整。正常波形可参考标准报告。

　　② 腹肌表面肌电图：腹部波形过高，呈直线飘高。正常腹部波形可参考标准报告。

2. 可能原因：

　　① 盆底肌不会收缩放松。

　　② 本身盆底肌肌张力高，肌力差，肌肉稳定性不好。

　　③ 评估前没有排空大小便。

3. 解决办法：

　　① 评估前应先教会患者学会如何在腹部、臀部、大腿等肌肉不参与用力的情况下，根据语音提示收缩放松盆底肌。可先进行快速筛查模拟评估过程，学会如何收缩放松盆底肌后再正式开始 Glazer 评估。

　　② 如是患者本身盆底肌肌张力高，肌力差，肌肉稳定性不好，建议再配合手检检查，针对报告准确出具治理方案。

　　③ 评估前要提醒患者先去厕所排空大小便，如有憋尿会导致基线飘高。

赝像 4:

复旦大学附属上海市第五人民医院
盆底肌肉功能评估报告

阶　段	指　标	测试值	参考值
前静息测试阶段	平均值	3.20	2—4 μV
	变异系数	0.15	< 0.2
快肌（Ⅱ类肌）测试阶段	快速收缩时间	0.15	< 0.5 s
	最大值	28.03 ↓	男性：70—100 μV 女性：35—45 μV
	快速放松时间	0.36	< 0.5 s
慢肌（Ⅰ类肌）测试阶段	平均值	20.57 ↓	男性：50—80 μV 女性：30—40 μV
	变异系数	0.26 ↑	< 0.2
耐力测试阶段	平均值	17.43 ↓	男性：40—60μV 女性：25—35μV
	变异系数	0.20	< 0.2
	后 10 s/ 前 10 s 比值	0.73 ↓	0.8—1.0
后静息测试阶段	平均值	3.76	2—4 μV
	变异系数	0.16	< 0.2

盆底肌肉表面肌电图

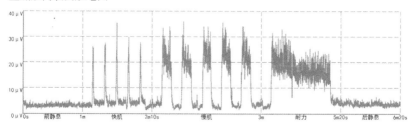

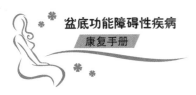
腹肌表面肌电图

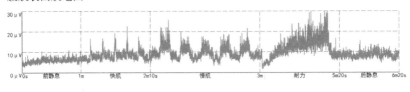

患者情况：曹女士，女，30 岁，测试日期：2020 年 9 月 18 日。

1. 赝像识别：

盆底肌表肌电图与腹肌表面肌电图信号一致，正常的腹直肌波形应该是在下方较低的平稳的一条直线。

2. 可能原因：

一开始没有理解盆底肌收缩时，应当嘱咐患者腹部放松，不要使用腹部、臀部、大腿的力量代偿，语音提示收缩放松时应当只需要调动盆底肌即可。

3. 解决办法：

重新评估，腹肌力量的参与导致无法判断腹部力量的参与度，从而影响医生对盆底肌肌力情况的判断。

赝像 5:

复旦大学附属上海市第五人民医院
盆底肌肉功能评估报告

阶　段	指　标	测试值	参考值
前静息测试阶段	平均值	7.90 ↑	2—4 μV
	变异系数	0.13	< 0.2
快肌（Ⅱ类肌）测试阶段	快速收缩时间	0.13	< 0.5 s
	最大值	80.79 ↑	男性：70—100 μV 女性：35—45 μV
	快速放松时间	0.21	< 0.5 s
慢肌（Ⅰ类肌）测试阶段	平均值	53.96 ↑	男性：50—80 μV 女性：30—40 μV
	变异系数	0.33 ↑	< 0.2
耐力测试阶段	平均值	46.58 ↑	男性：40—60μV 女性：25—35μV
	变异系数	0.19	< 0.2
	后 10 s / 前 10 s 比值	0.86	0.8—1.0
后静息测试阶段	平均值	0.97 ↓	2—4 μV
	变异系数	0.14	< 0.2

盆底肌肉表面肌电图

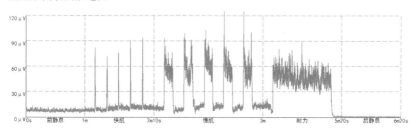

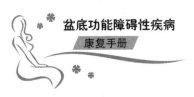

腹肌表面肌电图

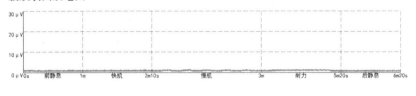

患者情况：戴女士，35 岁，盆腔脏器脱垂，测试日期：2020 年 9 月 14 日。

赝像识别：

　　报告查看快肌、慢肌、耐力测试阶段肌力较好，但是结合手检与患者临床症状为盆腔脏器脱垂，此处存疑，该报告不能正确反映患者盆底肌状况，需要结合临床症状、体格检查进行鉴别。因此，医生和治疗师不应盲目接受计算机的报告，应该对结果进行人工分析，辨别并更正赝像。

赝像6：

复旦大学附属上海市第五人民医院
盆底肌肉功能评估报告

阶　　段	指　　标	测试值	参考值
前静息测试阶段	平均值	1.53 ↓	2—4 μV
	变异系数	0.67 ↑	< 0.2
快肌（Ⅱ类肌）测试阶段	快速收缩时间	0.22	< 0.5 s
	最大值	10.30 ↓	男性：70—100 μV 女性：35—45 μV
	快速放松时间	0.35	< 0.5 s
慢肌（Ⅰ类肌）测试阶段	平均值	4.52 ↓	男性：50—80 μV 女性：30—40 μV
	变异系数	0.28 ↑	< 0.2
耐力测试阶段	平均值	3.60 ↓	男性：40—60μV 女性：25—35μV
	变异系数	0.30 ↑	< 0.2
	后 10 s/ 前 10 s 比值	0.71 ↓	0.8—1.0
后静息测试阶段	平均值	1.90 ↓	2—4 μV
	变异系数	0.57 ↑	< 0.2

盆底肌肉表面肌电图

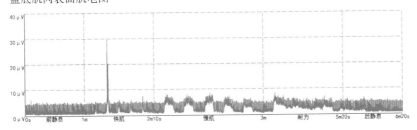

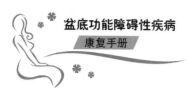
腹肌表面肌电图

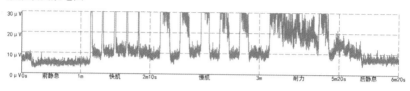

患者情况：陈女士，32 岁，测试日期：2020 年 8 月 30 日。

1. 赝像识别

　　① 盆底肌表面肌电图波形无明显波形，参考标准报告应该是有明显的收缩放松波形出现。

　　② 腹肌表面肌电图波形明显，符合评估五步骤的波形收缩，但参考标准报告腹部应当放松，波形呈一条平稳较低的直线。此处存疑。

2. 可能原因

　　① 接阴道探头的连接线与腹直肌的连接线接反。

　　② 患者没有正确理解收缩放松的应当是盆底肌，患者使用腹部量在参与收缩放松，盆底肌处于放松状态。

3. 解决办法

　　① 评估前检查两条连接线是否连接正确。

　　② 正式评估前最好模拟筛查，确保患者已学会收缩放松盆底肌后再进行正式评估。

第七章 治疗病例介绍

病例1：男，76岁，前列腺术后尿失禁。

患者因进行性排尿困难，诊断为良性前列腺增生，于 2018.5.10 行前列腺激光切除术，术后导尿管拔除后出现尿失禁症状。小便无法控制，每天漏尿 5～6 次，尿垫更换 5～6 个，夜尿 3～4 次。

既往史：一般健康状况良好，无传染性疾病，无高血压，无糖尿病。体格检查：腹平软，无压痛，双肾区无叩痛，膀胱无隆起压痛。门诊检查：血尿常规正常，B 超示残余尿 90 mL，盆底表面肌电评估，Ⅰ 型、Ⅱ 型肌力差。排尿日记记录每天排尿 14～15 次，每次尿量 70～150 mL。

临床诊断：前列腺增生术后尿失禁。治疗方案：术后两周开始治疗。选择磁刺激 50 Hz，4/6 s，治疗 20 min；联合电刺激 50 Hz，250 μs，治疗 10 min；配合家庭 Kegel 训练。

治疗结果：治疗第 5～6 次，漏尿量减少，有漏尿感觉可以稍微控制排尿，漏尿次数减少。20 次后排尿日记显示漏尿次数 1 次，每次尿量 130～240 mL，盆底肌功能较前提升，残余尿 20 mL。

随访：20 次治疗后排尿日记显示，每日漏尿 1 次且量少。

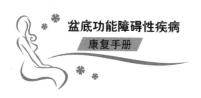
治疗前后盆底表面肌电 Glazer 评估结果对比

活　动	步　骤	指　标	治疗前	治疗中	治疗后	参考值
前静息阶段	步骤 1：测试前静息	平均值	2.15	3.42	2.86	2—4 μV
		变异性	0.18	0.14	0.33	< 0.2
快速收缩阶段	步骤 2：快速收缩	最大值	9.56 ↓	13.47 ↓	18.32 ↓	35—45 μV
	步骤 3：放松时间	放松时间	0.81 ↑	0.73 ↓	0.46	< 0.5 s
紧张收缩阶段	步骤 2：收缩	平均值	7.24 ↓	11.83 ↓	17.22 ↓	30—40 μV
		变异性	0.62 ↑	0.51 ↑	0.55 ↑	< 0.2
	步骤 3：放松	放松时间	3.82 ↑	3.47 ↑	2.19 ↑	< 1 s
耐力收缩阶段	步骤 3：耐受测试	平均值	6.22 ↓	10.35 ↓	16.67 ↓	25—35 μV
		变异性	0.48 ↑	0.31 ↑	0.19	< 0.2
后静息阶段	步骤 1：测试后基线	平均值	2.28	2.96	2.34	2—4 μV
		变异性	0.25	0.18	0.22	< 0.2

病例 2：男，66 岁，前列腺癌术后尿失禁。

患者因前列腺癌术后 3 周尿失禁来门诊就诊，表现为小便无法控制，长时间滴滴答答有小便流出，必穿戴尿不湿，且每天更换 7～8 片。

既往史：无传染性疾病，有高血压病史。查体：腹平软，无压痛，双肾区无叩痛，膀胱无隆起压痛。检查：尿常规正常，残余尿小于 10 mL，盆底表面肌电 Glazer 评估，Ⅰ型、Ⅱ型肌力下降，协调性差。

临床诊断：前列腺癌术后尿失禁。

治疗方案：术后 3 周开始治疗，每周 3～5 次。选择磁刺激 50 Hz，4/6 s，治疗 30 min，配合家庭 Kegel 训练。第 7 次，漏尿量减少，自觉比前面能控制住，第 13 次有漏尿感觉可以稍微控制排尿，漏尿次数明显减少，尿不湿 1 天 2 片。19 次后基本无漏尿，已不需穿尿不湿。盆底肌功能较前提升。

治疗前后盆底表面肌电 Glazer 评估结果对比

活 动	步 骤	指 标	治疗前	治疗中	治疗后	参考值
前静息阶段	步骤 1：测试前静息	平均值	3.51	3.74	2.69	2—4 μV
		变异性	3.51 ↑	0.22	0.81	< 0.2
快速收缩阶段	步骤 2：快速收缩	最大值	13.46 ↓	20.15 ↓	26.24 ↓	35—45 μV
	步骤 3：放松时间	放松时间	0.64 ↑	0.53 ↓	0.47	< 0.5 s
紧张收缩阶段	步骤 2：收缩	平均值	11.61 ↓	17.54 ↓	22.84 ↓	30—40 μV
		变异性	0.49 ↑	0.62 ↑	0.38 ↑	< 0.2
	步骤 3：放松	放松时间	1.58 ↑	1.16 ↑	1.02 ↑	< 1 s
耐力收缩阶段	步骤 3：耐受测试	平均值	11.41 ↓	16.76 ↓	21.76 ↓	25—35 μV
		变异性	0.33 ↑	0.26 ↑	0.24	< 0.2
后静息阶段	步骤 1：测试后基线	平均值	2.28	2.96	2.34	2—4 μV
		变异性	0.26	0.25	0.19	< 0.2

病例 3：男，85 岁。

现病史：2017 年 3 月 24 日因无明显诱因下突发肉眼血尿，伴有尿频、尿急、尿痛就诊入院。经诊断为膀胱血块、良性前列腺增生、慢性阻塞性肺疾病，2017 年 4 月 5 日行膀胱尿道镜 + 前列腺

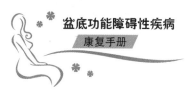
激光剜除术，术后恢复良好。术后 3 个月出现漏尿，变换体位时漏尿量增多，裤子经常被尿湿，每天清洗很麻烦，由于年龄大也不方便清洗，也怕给家人增加麻烦。

临床诊断：前列腺切除术后尿失禁。

治疗经过：2017 年 7 月来医院做治疗，单纯电刺激治疗（混合型方案），症状改善不明显。10 月尝试做单纯磁刺激，当时的漏尿量 1695 g/10 天，根据评估结果，给予盆底磁刺激压力性尿失禁方案治疗，20 Hz，2 s/8 s，30 min/ 次，每周 2 次，且每天回家做提肛运动，每天做 3 次，每次做 30 组，第 4 次后漏尿量开始减少，2017 年 11 月 16 日左脚骨折，停止治疗 1 周，之后坚持治疗，坚持治疗 2 个多月，目前漏尿量 420 g/10 天。漏尿量已经明显减少。患者对治疗结果很满意。

随访：停止治疗后漏尿量增加，提肛运动未坚持，建议坚持做家庭训练，患者目前因骨折身体不便，如果在身体许可下可以继续在医院做磁刺激治疗。

病例 4：女，75 岁，尿频。患者盆底疼痛 6 年，辗转多家医院就诊，多以尿路感染治疗间断服用抗生素治疗，有缓解。近期外阴和阴道痛、尿频、尿急加重来院就诊。

既往史：无传染性疾病，有糖尿病，血糖控制尚可。体格检查：双肾区叩痛阴性，尿常规正常，残余尿小于 10 mL。盆底表面肌电 Glazer 评估，前后静息电位增高，Ⅰ型、Ⅱ型肌肌力减弱，协调性下降。阴道无脱垂，阴道区按压疼痛评分最高 9 分。

临床诊断：膀胱过度活动症，慢性盆腔痛。

治疗：门诊拟磁刺激治疗 + 腹式呼吸 + 舍尼亭联合治疗。磁刺激 10 Hz，刺激时间 4 s，间歇时间 6 s，治疗 30 min，每周 2 次，两个疗程后尿频尿急症状消失，阴道区按压疼痛评分下降至 2 ～ 3 分。

治疗前后盆底表面肌电 Glazer 评估结果对比

活 动	步 骤	指 标	治疗前	一疗程后	参考值
前静息阶段	步骤 1：测试前静息	平均值	14.51 ↑	7.22 ↑	2—4 μV
		变异性	0.63 ↑	0.18	< 0.2
快速收缩阶段	步骤 2：快速收缩	最大值	42.18	40.55	35—45 μV
	步骤 3：放松时间	放松时间	0.39	0.48	< 0.5 s
紧张收缩阶段	步骤 2：收缩	平均值	35.62	33.47	30—40 μV
		变异性	0.53 ↑	0.15	< 0.2
	步骤 3：放松	放松时间	0.94 ↑	0.87	< 1 s
耐力收缩阶段	步骤 3：耐受测试	平均值	31.22	32.13	25—35 μV
		变异性	0.18	0.16	< 0.2
后静息阶段	步骤 1：测试后基线	平均值	13.94	6.04	2—4 μV
		变异性	0.53	0.37	< 0.2

病例 5：患者 53 岁，女性。主诉：打喷嚏咳嗽漏尿多年。漏尿量 60 ～ 80 mL，每日 3 ～ 4 次。妇科检查提示宫颈及阴道前壁轻度脱垂，患者除漏尿症状日益加重，自觉性生活质量明显下降。Glazer 评估见表。

临床诊断：压力性尿失禁。

方案选择：磁刺激：1 疗程（10 次），每日 20 min，方案：压力性尿失禁，强度：33%（患者耐受），与电刺激同日进行，每周治疗 2 ～ 3 次。电刺激：1 疗程（10 次），每日 30 min 电刺激，其中，神经肌肉电刺激（1 ～ 5 次，轻度肌肉松弛）/肌电触发电刺激（6 ～ 10 次，轻度肌肉松弛），电流 36 ～ 40 mA，为患者耐受，与磁刺激同日进行。

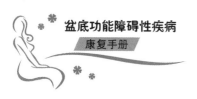

治疗效果：10 次治疗后每日漏尿次数由 3 ～ 4 次减少为 1 次，漏尿量由 60 ～ 80 mL 减少为 10 mL，女性性功能指数评分由 22.2 分增加至 28.2 分。

治疗前后盆底表面肌电 Glazer 评估结果对比

活 动	步 骤	指 标	治疗前	一疗程后	参考值
前静息阶段	步骤 1：测试前静息	平均值	3.21	2.12	2—4 μV
		变异性	0.10	0.18	< 0.2
快速收缩阶段	步骤 2：快速收缩	最大值	42.18	52.61 ↑	35—45 μV
	步骤 3：放松时间	放松时间	0.20	0.66 ↑	< 0.5 s
紧张收缩阶段	步骤 2：收缩	平均值	25.30 ↓	33.47	30—40 μV
		变异性	0.34 ↑	0.39 ↑	< 0.2
	步骤 3：放松	放松时间	0.22	0.55	< 1 s
耐力收缩阶段	步骤 3：耐受测试	平均值	21.80 ↓	32.13 ↑	25—35 μV
		变异性	0.28	0.25	< 0.2
后静息阶段	步骤 1：测试后基线	平均值	3.23	3.56	2—4 μV
		变异性	0.52 ↑	0.04	< 0.2

病例 6：女，56 岁，尿频，尿急，尿失禁 4 年余。憋不住尿，白天跑厕所次数 20 ～ 30 次，走不到厕所就可能漏尿，听见流水声即不自主溢尿，夜间排尿 3 ～ 4 次，需垫厚尿垫。孕 2 胎时孕晚期出现咳嗽，大笑，打喷嚏漏尿，产后半年缓解。在外院泌尿外科就诊无缓解。

既往史：既往健康，无外伤手术史，否认过敏史。孕 2 产 2，一般情况好，情绪低落。

妇科检查：会阴体完整，外阴未见异常，无触痛，阴道软，无脱垂，少分泌物，宫颈中度糜烂，子宫前位，正常大小，活动性好，无压痛，附件区未触及异常，无压痛反跳痛。白带Ⅰ度，未见异常。POP-Q 评分：Aa-3 cm，Ap-3 cm，C-5 cm。

Glazer 评估：快速放松肌电值低，放松时间长，紧张收缩肌电值低，变异性大，耐力收缩肌电值下降。

临床诊断：混合型尿失禁

治疗方案：磁刺激混合型尿失禁方案 10～30 Hz 治疗 20 min，3 次之后患者自觉症状明显缓解，4 次以后 + 腹式呼吸放松 + 低频神经肌肉电刺激（10 Hz，200 μs）+ Kegel 训练。6 次以后夜尿减少 1～2 次，基本不需尿垫，有尿意时能自控，听到流水声可自控。

随访：患者工作性质长期出差，6 次以后自述效果好，回来以后会继续治疗。

治疗前后盆底表面肌电 Glazer 评估结果对比

活　动	步　骤	指　标	治疗前	一疗程后	参考值
前静息阶段	步骤 1：测试前静息	平均值	4.41 ↑	2.35	2—4 μV
		变异性	0.54 ↑	0.34	＜ 0.2
快速收缩阶段	步骤 2：快速收缩	最大值	11.2 ↓	20.1 ↓	35—45 μV
	步骤 3：放松时间	放松时间	2.2 ↑	1.89 ↑	＜ 0.5 s
紧张收缩阶段	步骤 2：收缩	平均值	6.71 ↓	20.96 ↓	30—40 μV
		变异性	0.33 ↑	0.45 ↑	＜ 0.2
	步骤 3：放松	放松时间	2.12	3.22	＜ 1 s
耐力收缩阶段	步骤 3：耐受测试	平均值	5.3 ↓	19.8 ↓	25—35 μV
		变异性	0.22	0.11	＜ 0.2
后静息阶段	步骤 1：测试后基线	平均值	3.45	3.26	2—4 μV
		变异性	0.13	0.14	＜ 0.2

第八章
盆底常见疑问解答

1. 如何找到盆底肌？

答：盆底肌有很多重要的功能，例如保持呼吸、体式和身体平衡等。它是保持膀胱、肠、生殖器官和性功能健康的钥匙。那么，怎么能找到我们的盆底肌呢？有 3 种方法：第一尝试收缩阴道和肛门周围的肌肉，就如同你憋尿或憋便的那种感觉；第二，排尿中断法，就是在排尿过程中突然停止，收缩你的盆底肌从而达到尿流中断的方法；第三，夹手指法，将手指伸进阴道，如果盆底肌肉收缩正确时，应该会感觉到阴道在轻微的夹紧你的手指。

2. 盆底肌锻炼大概要多久？

答：盆底肌锻炼可以终身进行，每天进行 15 ～ 20 min。可以少量多次，每次训练 5 ～ 10 min，每天 3 次。

3. 评估时阴道出血，怎么办？

答：产后阴道出血的常见原因：剖宫产后伤口的融线反应，顺产者会阴伤口的渗血或融线反应，产后子宫复旧不良、胎盘胎膜的残留。可以采用超声检查除外子宫内膜疾病，针对以上三点均可以试行子宫复旧治疗，配合药物治疗。

老年人阴道出血，原因有很多种，如：阴道黏膜出血、老年性阴道炎等，建议随访后妇科就诊。

4. 筛查和评估过程中，可否在阴道电极上套置安全套？

答：不可以在阴道电极上套置安全套。由于安全套是由绝缘材料组成，Glazer 评估是采集盆底的表面肌电信号，后期治疗是直接的电刺激，两者在绝缘的情况下均不能够达到评估和治疗的目的，影响盆底功能恢复。因此，患者必须听从医生或治疗师的正确指导。

5. 如何判断患者的盆底肌是过度活动合并松弛呢？

答：盆底肌过度活动病程较长，盆底肌损伤严重，肌力降低。评估指标表现为：静息高张、不稳定；快慢肌肌力降低。

6. 评估结果为过度活动型盆底肌，并伴肌力下降，该如何治疗？

答：先治疗使盆底肌基线水平下降，再进行加强盆底肌肌力的治疗和训练，可先用低频（过度活动）电刺激＋放松治疗，然后高频（松弛）电刺激 +Kegel 训练。

7. 患者做 Kegel 运动的时候，看上去收缩和放松都还不错，但她临床表现还是憋不住尿，如何治疗？

答：重点观察肌力、收缩时间指标。肌力尚可，收缩时间明显延迟，也会导致尿失禁。可以教导患者模仿咳嗽，收缩盆底肌动作，训练肌纤维募集速度，"憋不住尿"多是急迫性尿失禁，存在膀胱逼尿肌的过度活动问题，治疗建议采用放松治疗，加上低频（过度活动）电刺激，加 Kegel 模板训练。

8. 患者有漏尿，除了做盆底肌评估还需要做其他的什么检查排除不是肌力的问题呢？

答：常规需要妇科检查和尿检，超声检查，有条件的可以做尿动力检查。

9. 产后患者阴道手检感觉并不高张，阴道口紧里面松，但静

息值 10 左右，快慢肌都较弱，换电极片也不行，并没有其他症状，轻微阴道前壁膨出，这种情况，方案是用高张还是用脱垂？还是先给她做个放松训练后再测？

答：先治疗使盆底肌基线水平下降，再进行加强盆底肌肌力的治疗和训练，可先用低频（过度活动）电刺激＋放松治疗，然后高频（松弛）电刺激＋Kegel 训练。

10. 既有盆腔痛，又有尿失禁、脱垂等盆底肌收缩功能下降的患者，怎么治疗？

答：先针对盆腔痛进行治疗，再逐渐恢复盆底肌收缩功能。

11. 很多患者在治疗过程中阴道分泌物增多但化验没有异常，如何解释？

答：有些是生理性白带，而且治疗后阴道和外阴腺体受刺激会有正常分泌。

12. 盆底电刺激治疗时出现刺痛是怎么回事？

答：盆底电刺激治疗时，电刺激的频率不同，效果是不同的。因此针对过度活动型盆底肌或慢性盆腔痛的患者，采用 10 Hz 的低频电刺激治疗，电流强度低，作用时间短。如选错治疗方案，可能导致阴道刺痛，且电刺激治疗后尤其容易出现疼痛加重。

13. 松弛的患者在治疗期间，出现了轻度的尿道感染，可以继续进行盆底治疗吗？

答：先治疗感染。泌尿生殖道有活动性感染时，不进行盆底侵入治疗。

14. 盆腔肿瘤术后排尿异常是否可以进行盆底电刺激治疗？

答：盆腔恶性肿瘤手术后，可以进行盆腔的电刺激治疗，虽无直接证据证明电刺激促进肿瘤生长，但是带瘤状态不建议进行盆底电刺激治疗。

15. HPV 阳性患者能做盆底康复治疗吗？

答：没有阴道急性炎症和宫颈病变者，可以治疗。

16. **有血栓的患者可以做盆底康复治疗吗？**

答：不能治疗，可能出现突发猝死。既往血栓史，现无血栓，可以治疗。

17. **宫内金属节育器是不是盆底治疗的禁忌证？**

答：宫内金属节育器不是盆底肌电刺激治疗的禁忌证，阴道电极的电流是微量的，并且自然形成闭式的环形电路，因此不会经宫内节育器对内膜和其他内脏造成损伤，但是局部皮肤和皮下埋入金属片，贴片电极不能直接放置在局部。

18. **压力性尿失禁或中、重度盆腔器官脱垂者，治疗后肌电值均正常后，仍有中、重度以上脱垂或症状无缓解者，该如何处理？**

答：建议手术治疗。手术前后均可进行盆底康复治疗。

19. **与年轻产后漏尿患者相比，更年期漏尿治疗效果如何？**

答：两者通过盆底生物反馈治疗均能得到不错的治疗效果，相比之下，产后女性由于年轻，各项功能情况都较好，因此在治疗过程中，疗效较为明显和很快见效，而更年期女性由于雌激素水平降低，导致肌肉弹性纤维的缺失，使得盆底肌基线水平较差，因此在疗程上需要相应的延长。另外，一定要多做家庭康复训练，以提高治疗疗效。

20. **为什么只有一边有电刺激的感觉？**

答：盆底肌电刺激治疗是经电极的环形闭合回路，但是双侧盆底肌往往功能是不对称的，因此会形成感觉的不对称；盆底神经功能如果下降明显，会有治疗时感觉障碍。

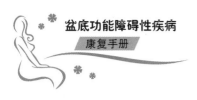

21. 有人检测盆底肌基本正常，但偶有咳嗽时漏尿表现，如何解释？

答：阴道电极采集的肌电信号是整个盆底肌肉综合肌电信号，主要为两侧的耻尾肌，并不特异性针对尿道周围的肌肉。压力性尿失禁多与膀胱下移和尿道外括约肌损伤相关。盆底肌虽然肌电值正常，但也可以因缺乏锻炼而功能下降，更需要加强盆底肌训练提高其功能。

22. 剖宫产，第一胎，外阴痛，能放松下来，怎么治疗？

答：明确外阴痛的病因，是否由盆底肌肉引起。如果为肌肉原因，可以通过 TENS、按摩等疗法进行治疗。

23. 慢性盆腔炎如何做康复治疗？

答：慢性盆腔炎不是盆底康复治疗的禁忌证，如慢性盆腔炎导致继发的盆底肌过度活跃，则可以针对活动型盆底肌和疼痛进行相应的盆底肌康复治疗，首先评估盆底肌功能，确定是盆底肌功能状态，再选择相应的治疗方案。同时可以采用其他物理或中药药物的方法治疗慢性盆腔炎。

24. 个别患者治疗后再次评估，肌力和耐力还不如治疗前，这是为什么？

答：首先，初次评估时有可能有辅助肌的参与，评估结果反映的不是盆底肌的真实肌力；其次，治疗过程中模板的选择是否合适，过高的模板容易导致肌肉疲劳，耐力也会下降。

25. 对于产后没有漏尿现象，但做了 5 ～ 6 次电刺激加生物反馈后，反而出现漏尿现象的情况，该怎么解释呢？

答：有脱垂或膨出的患者易出现隐匿性尿失禁。脱垂造成尿道返折，掩盖了尿失禁的症状，当脱垂或膨出缓解，使尿道返折变小或消失后，漏尿的症状就会出现或加重。治疗 5 ～ 6 次后出现漏尿现象说明治疗效果显著，原来尿道返折已经改善，所以漏尿症状出现，继续治疗会有所有改善。

26. 高张患者放松难，呼吸和阴道收缩总是配合不协调，如何处理？

答：两者不需要配合，做腹式呼吸和盆底肌训练过程中都需要集中注意力，两者同时进行，容易导致注意力的分散，达不到训练的效果，不建议同时进行。

27. 同时有急迫性和压力性尿失禁，做什么模式好？是选急迫性、压力性还是混合型方案？

答：一般先做急迫性尿失禁，电刺激大小选择有感觉即可。

28. 请问恶露没排干净可以做盆底治疗吗？会不会有不良反应？

答：恶露没干净不能做经阴道的盆底治疗，但可以进行促进子宫复旧的治疗。促进恶露排出、促进子宫恢复，连续做 5 ～ 8 天，然后 B 超观察子宫恢复的情况。严格控制禁忌证是安全无不良反应的。

29. 病人反复发作阴道炎和盆底疾病有关系吗？

答：阴道炎是各种原因导致阴道菌群失调，微生态失衡造成的。阴道松弛会导致阴道的防御屏障功能减低，导致阴道微生态失衡，阴道松弛的患者易反复发作阴道炎。盆底肌锻炼一方面使阴道紧致提高阴道屏障作用，另一方面电刺激可以改善阴道黏膜局部血液循环，提高阴道黏膜的抵抗力，对反复发作的阴道炎有巩固疗效的作用。

30. 膝胸卧位可以改善子宫脱垂吗？

答：只做胸膝卧位，效果不佳。需配合 Kegel 运动，可同时进行，也可分开进行。

31. 产后患者做康复治疗 2 ～ 3 次后出现月经来潮？

答：目前没有证据表明盆底康复治疗导致产后女性月经提前来潮。建议查找其他原因。

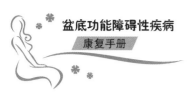
32. 盆底电刺激治疗时出现刺痛是怎么回事？

答：盆底电刺激治疗时，电刺激的频率不同，效果是不同的。因此针对过度活动型盆底肌或慢性盆腔痛的患者，采用 10 Hz 左右的低频电刺激治疗，电流强度低，作用时间短。如选错治疗方案，可能导致阴道刺痛，且电刺激治疗后尤其容易出现疼痛加重。

33. 松弛的患者在治疗期间，出现了轻度的尿道感染，可以继续进行盆底治疗吗？

答：先治疗尿道感染。泌尿生殖道有活动性感染时，不进行盆底侵入电刺激治疗。

34. 患者做治疗过程中感觉手和嘴唇发麻，怎么回事呢？

答：过度换气会出现呼吸性碱中毒，导致手脚、嘴唇发麻。患者在治疗过程中要嘱咐其正常呼吸。

35. 患者做完盆底康复治疗后出现腰痛，这是怎么回事？

答：一是由于过度电刺激导致的，建议休息；二是有可能患者在治疗的过程中腰部辅助肌用力了。此外，还要排除患者是否有泌尿系统结石。

36. 做了电刺激后肛门流血、疼痛是什么原因？

答：和电刺激没有直接关系，肛门检查明确是否因痔疮引起。

37. 患者没有便意，尾骨疼痛，无法坐立，可以做盆底康复吗？

答：可以。肌力下降，没有便意多是神经损伤引起的。导致女性产后尾骨痛的原因有以下几方面：①女性骶骨较宽、较短，其向前倾斜度较小，尾骨较为后移，骨盆位置偏低，因此更容易受伤引发疼痛；②当女性怀孕后，盆骨韧带比较松弛，生产时尾骨容易被挤压、移位而引起疼痛；③女性在生产过程中，出现产伤性尾骨痛，多为初产或难产后助产人员的操作所致。

38．月经期能做 Kegel 运动吗？

答：不是禁忌证，如感觉不适，可立即停止。

39．患者有子宫肌瘤，可否做电刺激？

答：子宫肌瘤是激素依赖的良性肿瘤，如有手术指征应该先手术。无明确手术指征的，可密切监视肌瘤变化的情况下，进行盆底电刺激治疗。但是在治疗前应该提前告知患者肌瘤会出现增大、变性等多种情况，这种变化是肌瘤本身的问题，非电刺激所致。

40．做完痔疮手术后能做盆底治疗吗？如果不能，多久可以开始做？

答：手术伤口完全恢复以后可以做盆底治疗。

41．阴道后壁修补术后多长时间可以做盆底康复治疗？

答：1 个月伤口愈合后可以做，安全考虑是 3 个月后做。

42．子宫内膜薄引起的闭经能做电刺激进行治疗吗？

答：结合雌激素口服，联合电刺激改善血液循环。

43．患者曾经做过脊柱矫形术，体内装有钛合金做电刺激有何影响？

答：钛合金也是导体，如果有电流通过的话，局部会发热，因此，在有钛合金的区域不建议进行电刺激治疗。

44．人流术后多长时间可以做盆底康复治疗？

答：人流术后会有少量的阴道流血，建议阴道流血干净后，下一次月经结束后 2 ～ 3 天可做盆底康复，这个时长大概为 1 个月，但是这期间可以做子宫复旧，因为人流术后子宫颈和内膜不可避免地受到损伤，子宫内膜的血运变差，所以术后 2 h 即可做子宫复旧，同时由于术后的创伤或子宫的收缩引起疼痛的患者可进行镇痛。

45．直肠切除术后患者，不能自主排尿，必须依赖导尿管，可

以通过盆底康复治疗吗？

答：可以，术后病理显示没有肿瘤，一般 7 天以后可以做。

46. 子宫切除和阴道修补术后多久可以做治疗？

答：最好是术后 3 个月行盆底治疗，如果仅仅是盆底肌训练（无阴道置入电极）可以术后 1 个月开始。术后短期阴道残端未完全愈合，或存在缝线溶解现象。

47. 腺肌症患者可以做盆底康复吗？

答：伴发腺肌症，不影响患者接受盆底康复治疗。

48. 子宫内膜薄导致不孕如何做康复治疗？效果怎样？多久评估一次？

答：经阴道和双侧腹股沟电刺激 30 min，频率 40 Hz，波宽 250 μs，工作 8 s，休息 10 s，波升 1 s，波降 1 s，从月经第 8 天开始做，每天一次，做到 LH 峰日（排卵日），连续做 3 个月经周期，一般一个周期 5～7 天，各人周期不同，需要计算。一般 1 个月经周期评估一次，查看内膜情况，效果还是很好的。

49. 患者反复发作阴道炎和盆底疾病有关系吗？

答：阴道炎是各种原因导致阴道菌群失调，微生态失衡造成的。阴道松弛会导致阴道的防御屏障功能减低，导致阴道微生态失衡，阴道松弛的患者易反复发作阴道炎。盆底肌锻炼一方面使阴道紧致提高阴道屏障作用，另一方面电刺激可以改善阴道黏膜局部血液循环，提高阴道黏膜的抵抗力，对反复发作的阴道炎有巩固疗效的作用。

50. 剖腹产术后疑伤口憩室，可通过盆底康复仪治疗吗？

答：盆底康复治疗可以促进盆底肌收缩，改善盆底血液循环和子宫血供，促进剖宫产术后憩室的愈合，但如果憩室过大，可能仍需要手术治疗。

51．HPV 感染用药的患者不能做盆底治疗吗?

答：用药期间不能做，TCT 复查正常后可以做。

52．高血压的患者能做电刺激吗?

答：目前，没有证据表明高血压患者不能实施盆底电刺激。建议密切观察，有不适情况，立即停止。建议患者应用降压药系统治疗高血压，待血压稳定后进行盆底治疗。

53．女性尿失禁患者做过吊带手术后可以做电刺激和 Kegel 训练吗?

答：可以。盆底康复可以作为手术前后的辅助治疗，原理是改善盆底功能。

54．患者平时尿频，术后停尿管，残余尿 300 mL，带尿管能否做盆底康复治疗?

答：可以带导尿管进行尿潴留的骶神经刺激治疗，但是要保持膀胱空虚，尿管开放。

55．细菌性阴道病可以做治疗吗?

答：细菌性阴道病清洁度正常可以治疗。

56．宫颈糜烂手术刚做完 20 天的能做盆底治疗吗?

答：创面完全愈合、没有疼痛等情况，才能做盆底康复。建议术后 1 个月后开始治疗密切观察，有不适情况，立即停止。

57．慢性盆腔炎急性发作可以做盆底康复治疗吗?

答：不可以。

58．宫颈囊肿合并输卵管积液、卵巢囊肿能做盆底治疗吗?

答：急性生殖系统炎症，不建议做电刺激治疗。但是宫颈囊肿及慢性盆腔炎以及小于 5 cm 的生理性卵巢囊肿，可以进行盆底治疗。

59．单纯的宫颈囊肿能做盆底康复治疗吗?

答：可以，宫颈囊肿是良性自限性疾病，可以理论上进行正常

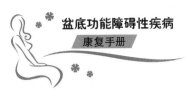

的盆底康复治疗，但我们不建议做电刺激治疗。可以做模板训练。如果患者需要做，提前告知患者，做电刺激可能引起囊肿变大，需要签订知情同意书后再做。

60. 乳腺癌患者能做盆底治疗吗？

答：术后 5 年内不建议做电刺激治疗，如果术后 5 年以上，患者非常需要做盆底康复治疗，可以跟患者充分沟通、权衡利弊后选择是否治疗。

61. 肺癌患者尿频尿急、排尿困难，能做电刺激治疗吗？

答：盆腔无肿瘤即可治疗，但需要排除泌尿道其他器质性疾病。

62. 盆腔肿瘤术后排尿异常是否可以进行盆底电刺激治疗？

答：盆腔恶性肿瘤手术后，可以进行盆腔的电刺激治疗，虽无直接证据证明电刺激促进肿瘤生长，但是带瘤状态不建议进行盆底电刺激治疗。

63. 针对有的患者对于自己的疾病不了解，或者不太愿意说，有没有类似于问卷调查类的表格，让她们填后签字确认再做治疗呢？

答：可以结合自己医院设计门诊病历并签署治疗的知情同意书。

64. 如何有效地规避盆底康复禁忌证？怎样提前把控制隐患？

答：虽然盆底肌治疗是无创的，但是与其他疾病一样，医生要有系统的诊断过程。盆底肌治疗之前的详细询问病史，以及妇科查体，必要时进行相应的检查和化验。

65. 阴道炎症停药后 3 天无异常可以做吗？探头使用硝唑类针剂浸泡半小时可以吗？

答：阴道炎控制后复查白带正常，可以开始治疗。阴道电极采用清水冲洗后碘伏消毒，不能用抗生素液消毒。进入人体的探头要求一人一用，避免交叉感染。

66. 有尾丝的节育器可以做盆底康复吗？

答：一般来说，节育器多为绝缘材料制造，即使尾丝与阴道电极接触，也不会导电至宫腔。可以做盆底康复。

67. 孕妇能用阴道哑铃吗？

答：不能。

68. 专用电极能用多久？

答：理论上是 30 次左右。

69. 做评估和治疗时，老年人阴道干涩可不可以用润滑剂？

答：可以放少许在电极头，过多会导致电极转动更明显，尤其是对于阴道过于松弛的患者。

70. 产钳助产后的盆底康复治疗，疗效如何？

答：产钳助产后，患者盆底肌电下降明显，疗效慢而且差，需加强早期治疗中的电刺激，治疗频繁较好。

71. 剖宫产后的盆底康复治疗，疗效如何？

答：剖宫产后，盆底肌过度活动状态较多发，降阶梯治疗过程中加入肌筋膜手法治疗效果好，治疗不要过频繁。

72. 乳腺炎发烧可以做电刺激吗？

答：早期可以，在急性期或脓肿形成后不做局部贴片电刺激治疗。

73. 高张患者放松难，呼吸和阴道收缩总是配合不协调，如何处理？

答：两者不需要配合，做腹式呼吸和盆底肌训练过程中都需要集中注意力，两者同时进行，容易导致注意力的分散，达不到训练的效果，不建议同时进行。

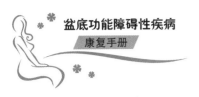

74. 腹直肌分离的患者，做完电刺激，腹直肌的距离恢复到多少就可以不用做了？

答：2 指。2 指以下不算分离，可以自己锻炼。

75. 耻骨联合分离多长时间做一次治疗？

答：确诊之后天天做，做 1 周，回家卧床休息，尽量侧卧和减少负重。

76. 顺产后尿潴留的患者，可以用物理康复吗？怎么做？

答：可以。完全性尿潴留的，必须导尿，将尿液导出并开放导尿管导尿。排尿后有尿不尽感的，建议先做残余尿量的检查。产后 2 h 既在膀胱投影区和腰骶 2～4 部位贴上各贴上电极片，电流强度以能引起肌肉颤动，但不疼痛为宜，每次 30 min，每日 1～2 次。

77. 盆腔积液能不能做物理康复？有效果吗？

答：宫腔、输卵管或子宫直肠陷凹积液即盆腔积液，多指阴道、子宫、宫旁组织发生炎症或肿瘤或生理变化时，组织炎性渗出液或漏出液在宫腔、输卵管、子宫直肠陷凹的集中、潴留。首先确保机体不属于急性炎症期，同时排除肿瘤或结核引起的盆腔积液，可采用物理康复的方法，促进局部循环，加快新陈代谢，帮助积液的吸收。疗效因患者的积液程度及病理机制而不同。

78. 尿失禁患者做过吊带手术后可以做电刺激和 Kegel 训练吗？

答：术后即出现尿潴留、排尿困难或尿不尽的，可在插导尿管后膀胱体表投影区贴电极片做尿潴留方案的电刺激。手术属于盆腔手术，是盆底功能障碍性疾病的危险因素，常会损伤盆底肌。所以术后的下尿路症状亦是电刺激和 Kegel 训练的适应症。一般建议

术后三个月复查，同时行盆底肌电筛查后即可进行电刺激和 Kegel
训练。

79. 恶露干净了但是产后不到 42 天可不可以做治疗？

答：可以，但建议不要过早。42 天并不是绝对值，是临床对
于产褥期的一个描述。认为从胎盘娩出至产妇全身各器官除乳腺外
恢复至正常未孕状态所需的一段时期，通常规定为 6 周，就是我们
常讲的 42 天。盆底康复开始时间以产妇体检综合评估为准。评估
纬度包含：产后多久、子宫复旧情况、其他器官（除乳腺外）的恢
复情况、手术切口或会阴撕裂的恢复情况等。

80. 宫颈糜烂可以做盆底康复吗？

答：无接触性出血、无炎症者都可以进行盆底康复治疗。

81. 如何找到盆底肌？

答：尝试收缩阴道和肛门周围的肌肉，就如同你憋尿或憋便
的那种感觉。如果你觉得有困难，有一个更简单的方法，就是在排
尿过程中突然停止，感觉到哪些肌肉收缩了吗？对，这就是盆底肌
的收缩而引起的尿流中断。如果你还不太确认，可以将手指伸进阴
道，如果盆底肌肉收缩正确时，应该会感觉到阴道在轻微的夹紧你的
手指。

82. 什么是腹式呼吸？

答：所谓腹式呼吸，简单的说就是用肚子呼吸，用鼻子吸气、
嘴巴呼气，吸气的时候肚子会鼓起来，呼气的时候肚子会瘪下去。

83. 盆底肌锻炼大概要多久？

答：盆底肌锻炼可以终身进行，每天进行 15 ～ 20 min。

84. 感觉做了盆底康复治疗后，性生活为什么没改善？

答：性生活涉及的领域比较多，比如种族、文化、信仰等，盆

底肌功能障碍只是性功能障碍的一个方面，盆底肌锻炼只是在阴道紧致度、性快感等方面有所帮助，而精神层面的比较困难，而且没有治疗的统一标准。

85. 为什么做完盆底康复后月经就紊乱了？

答：盆底康复治疗理论上不会导致月经紊乱，但对于子宫内膜过薄者和卵巢功能减退者，盆底康复治疗可以促进内膜的生长，可以对月经紊乱起到一定治疗作用。

86. 做这个治疗会不会影响我的内分泌或者有没有伤害？

答：盆底肌治疗是无创无副作用的治疗方式，对内分泌无干扰。

87. 治疗有没有什么需要注意的？

答：没有特别需要注意的地方。但在治疗期间需要配合家庭训练，同时还需改善可能加重盆底疾病的一些因素，比如负重、久站、憋尿等。

88. 治疗几次有效果？

答：因人而异，个体差异大，总体需要较长时间的治疗和家庭训练。

89. 如何做治疗，每天做还是隔几天做一次？

答：根据评估结果，一般建议1周3～5次治疗，一疗程10次，每次30 min，每天电刺激不超过30 min，推荐2～3疗程，对于重症者还需更多疗程。

90. 每个疗程都可以间隔一周吗？

答：可以，但是没有严格规定每个疗程都要间隔一周。

91. 盆底康复期间可以有性生活吗？

答：性生活不是禁忌，但是容易造成肌肉不耐疲劳，影响疗效，建议尽量减少。

92. 盆底康复治疗多久后可以上环?

答: 不影响上环。

93. 做腹直肌分离和妊娠纹淡化治疗, 感觉一直想排气, 这是为什么?

答: 腹肌收缩, 腹压增加, 促进肠蠕动, 因而排气增加。

第九章
相关附表

附件一：闵行区盆底中心规章制度

闵行区盆底中心规章制度

一、闵行区盆底中心工作制度

二、闵行区盆底中心评估室工作制度

三、闵行区盆底中心治疗室工作制度

四、病案管理制度

五、盆底功能障碍性患者随访制度

六、闵行区盆底中心管理制度

七、三级医师查房制度

八、会诊制度

九、消毒隔离制度

十、一次性使用无菌医疗用品管理制度

十一、仪器设备管理制度

十二、盆底中心成员单位间转诊、会诊及管理制度

一、闵行区盆底中心工作制度

1. 在中心主任领导下开展盆底功能障碍筛查、诊断、治疗工作，以及相关的科研、教学工作。

2. 根据工作需要设立筛查组、临床诊疗组、电生理组，各组在组长领导下开展相应工作。

（1）筛查组：包括专病防治门诊、盆底功能检查室、幸福学校，负责盆底功能障碍筛查工作及防治知识的宣教。

（2）临床诊疗组：包括尿失禁门诊、泌尿外科等门诊、尿动力检查室；负责盆底功能障碍性疾病的临床诊疗及防治知识宣教。

（3）电生理组：包括盆底功能检查室、盆底功能诊断室、盆底功能康复治疗室、盆底功能康复培训示教室及康复病案的管理（建立档案、记录、随访）与防治知识宣教。

3. 严格执行各项规章制度，以及各项诊疗、技术操作规程。

4. 围绕医院的工作目标和医院发展规划，制订切实可行的专科发展规划及实施方案，根据规划制订年度工作计划，及时完成工作总结。

5. 积极开展多种形式的盆底功能障碍防治知识的培训与健康教育工作，不断推广、普及盆底康复技术，提高患者生活质量。

二、闵行区盆底中心评估室工作制度

1. 凡需进行盆底功能评估者，由医师提出评估申请，注明评估类别，经过专业盆底康复治疗师进行相应的盆底功能评估。

2. 盆底功能评估可以分为手法肌力评估、压力评估、张力评估、电生理评估、盆腹功能评估等，由医生根据患者情况酌情选用。

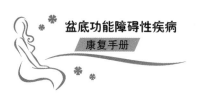
3. 评估前认真核对患者信息和评估要求，交待注意事项；评估耐心指导患者配合评估工作；评估后如实填写评估结果，供医生诊疗参考。

4. 评估结束及时完成评估登记，每月汇总1次，报中心主任或护理组长。

5. 严格执行各项规章制度和技术操作规程。

6. 保持室内整洁，每天开窗通风2次，每次至少半小时。

7. 不断学习新知识，积极开展健康教育，普及盆底康复知识，提高百姓的自我保健意识和能力。

8. 盆底功能评估仪器由专人管理，严格执行保管、维修、使用制度。

三、闵行区盆底中心治疗室工作制度

1. 凡需进行盆底功能治疗者，由医师提出治疗医嘱，进行盆底功能治疗。

2. 盆底康复治疗师必须经过专业盆底康复知识培训，考核合格后方可上岗。

3. 盆底康复治疗师应根据医师诊断选择相应治疗方案，治疗中根据患者的耐受程度，及时调节治疗强度。

4. 严格执行查对制度和技术操作规程。治疗前核对患者信息和治疗要求，交待注意事项，治疗中细心观察，发现异常及时汇报医生进行处理，治疗后认真记录。

5. 治疗室工作人员应在患者治疗前后，进行相应症状评估，了解疗效，并存入专科病历供临床医师参考，对连续治疗5次，评估结果和治疗效果不满意者，请医生查看，及时调整治疗方案。需继续治疗时，应汇报医师后确定继续治疗方案。

6. 保持室内整洁，每天开窗通风 2 次，每次至少半小时。

7. 做好治疗登记，每月汇总 1 次，报中心主任或护士长。

8. 不断学习新知识，积极开展健康教育，普及盆底康复知识，提高百姓的自我保健意识和能力。

9. 盆底功能检查和治疗仪器由专人管理，严格执行保管、维修、使用制度。

四、病案管理制度

1. 设置专门或者配备兼职人员，负责病案的保存与管理工作。

2. 病历应分别统一编号。专人负责，严防病历丢失。

3. 严禁任何人涂改、转借、拆散、伪造、隐匿、销毁、丢失、抢夺、窃取病历。

4. 任何机构和个人不得擅自查阅患者的病历。因科研、教学需要查阅病历的，需经主管领导同意后查阅。阅后应当立即归还。不得泄露患者隐私。

5. 患者诊疗活动结束后，24 小时内及时收回门诊病历；患者住院期间，住院病历由科室统一保管；各种检查报告单结果出具后，24 小时内归入门诊病历或住院病历。

6. 住院病历如需带离病区时，由病区指定专门人员负责携带和保管。需要复印病历时，按规定复印病历的客观部分。

7. 发生医疗事故争议时，机构指派专人在患者或其代理人在场的情况下封存相关病历记录，专人保管，封存的病历可以是复印件。

五、盆底功能障碍性患者随访制度

1. 科室建立盆底治疗患者专科病案，内容应包括：姓名、年

龄、单位、住址、联系电话，诊断、治疗结果、治疗后诊断和随访情况等内容，病历部分由患者的主管医师负责填写，治疗和随访部分由具体负责者填写。

2. 所有接受盆底康复治疗的患者均在随访范围。

3. 随访方式包括电话随访、门诊咨询、书信联系等，随访的内容包括：了解患者的治疗效果、病情变化和恢复情况，指导患者如何训练、如何康复、何时回院复诊、病情变化后的处置意见等专业技术性指导。

4. 随访时间根据患者情况和治疗需要而定，需长期治疗的慢性患者或疾病恢复慢的患者3月内应随访1次，此后每半年～1年随访1次。

5. 随访工作由科室指定的医务人员负责。随访情况按要求填写在患者信息档案随访记录部分。并根据随访情况决定是否汇报上级医师、科主任。

6. 随访工作纳入科室每月的质量考核，对没有按要求进行随访的，按照考核细则进行奖惩。

六、闵行区盆底中心病房管理制度

1. 病房由专科护理组长负责管理，科主任积极协助。

2. 定期向患者讲解卫生知识，协助做好患者思想、生活管理等工作。

3. 保持病房整洁、舒适、安静、安全、避免噪音，做到走路轻、关门轻、操作轻、说话轻。

4. 统一病房陈设，室内物品及床位摆放整齐，固定位置；未经护理组长同意，不得任意搬动。

5. 保持病房清洁卫生，室内空气新鲜，注意通风，每日至少清扫两次，每周大扫除一次。

6. 医务人员必须穿戴工作衣帽，着装整洁，必要时戴口罩，病房内严禁吸烟。

7. 病员被服、用具按基数配给患者使用，出院时清点收回。

8. 专科护理组长全面负责保管病区财产、设备，并分别指派专人管理，建立账目，定期清点；如有遗失，及时查明原因，按规定处理。管理人员调动时，要办好交接手续。

9. 定期召开病区工休座谈会，征求意见，改进病房管理工作。

10. 查房时病房内不得接待非住院患者，不会客。医师查房时不接私人电话，患者不得离开病房。

七、三级医师查房制度

1. 科主任、主任医师或主治医师查房，应有住院医师、护理组长和有关人员参加。科主任、主任医师查房每周 1 ～ 2 次，主治医师查房每日 1 次，查房一般在上午进行。住院医师对所管的患者每日至少查房 2 次。

2. 对危重病员，住院医师应随时观察病情变化并及时处理，必要时可申请主治医师、科主任、主任医师临时检查患者。对新入院的危重患者，经治住院医师应及时向上级医师汇报。

3. 查房前医护人员要做好准备工作，如病历、X 线片、各项有关检查报告所需用的检查器材等。查房时要逐级严格要求，认真负责。经治的住院医师报告简要病历、当前病情并提出需要解决的问题。主任或主治医师可根据情况做必要的检查和病情分析，并做出明确的指示。

4. 专科护理组长组织护理人员每周进行一次护理查房，主要检查护理质量，结合实际教学研究解决疑难问题。

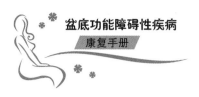
5. 查房的内容：

（1）科主任、主任医师查房，审查对新入院、危重、疑难患者的诊断、治疗计划；决定重大手术及特殊检查治疗；抽查医嘱、病历、护理质量；听取医师、护士对诊疗护理的意见；进行必要的教学工作。

（2）主治医师查房，要求对所管分组进行系统查房，尤其对新入院、危重、诊断未明、治疗效果不好的患者进行重点检查与讨论；听取医师与护士的反映；倾听患者的陈述；检查病历并纠正其中错误的记录；了解患者病情变化并征求其对饮食的生活的意见；检查医嘱执行情况及治疗效果；决定出院、转院问题。

（3）住院医师查房，要求重点巡视危重、疑难、待诊断、新入院、手术后的患者，同时巡视一般患者；检查化验报告单，分析检查结果，提出进一步检查或治疗意见；检查当日医嘱执行情况；给予必要的临时医嘱并开特殊检查的医嘱；检查患者饮食情况；主动征求患者对医疗、护理、生活等方面的意见。

6. 院领导以及有关各科负责人，应有计划、有目的地定期参加各科查房，检查了解对患者的治疗情况和各方面存在的问题，及时研究解决。

八、会诊制度

1. 凡遇疑难病例，应及时邀请会诊。

2. 急诊会诊：被邀请的人员，必须随请随到。

3. 科内会诊：由经治医师或主任医师提出，科主任召集有关医务人员参加。

4. 院间会诊：本院一时不能诊治的疑难病例，由科主任提出，经医务科同意，并与有关单位联系，确定会诊时间，应邀医院应指派科主任或主治医师前往会诊。会诊申请科主任主持。必要时可携带病历，陪同患者到院外会诊。

5. 科内、院内、院外的集体会诊：经治医师要详细介绍病史，做好会诊准备和会诊记录。会诊中要详细检查，发扬民主，明确提出会诊意见。主持人要进行小结，并认真组织实施。

九、消毒隔离制度

1. 医院工作人员着装整齐，不得穿工作服进入食堂等公共场所。

2. 严格执行消毒隔离制度及无菌技术操作规程。严格执行手卫生规范，医务人员接触不同患者应洗手或手消毒。正确戴手套。

3. 执行注射一人一针一管一使用，换药一人一份一用一消毒，晨间护理湿式扫床一床一巾，床旁桌做到一桌一巾，体温表使用前后分开浸泡消毒处理。

4. 常规器械消毒灭菌合格率100%，准确掌握消毒液的使用范围、方法及注意事项；灭菌剂按时更换并注明时间；消毒剂浓度符合要求，容器定期消毒。

5. 无菌物品均要写明灭菌日期，有灭菌指示带，灭菌有效期为7天。

6. 消毒用碘酊及酒精注明浓度，消毒瓶应加盖并每周消毒2次，无菌溶液注明开瓶时间及用法。冰箱每周消毒保养1次，物品放置有序，无过期物品。

7. 治疗室、处置室、换药室内、清洁区、污染区分区明确，物品放置规范。治疗车上物品应排放有序，上层为清洁区，下层为污染区，进入病室的治疗车、换药车应配有快速手消毒剂。

8. 病室每天通风换气，地面每日用湿拖拖地2次，每周大扫

除 1 次，每周空气消毒 1 次。治疗室、产房、手术室、换药室及重症监护室每日空气消毒 2 次，每月空气细菌培养和监测 1 次。紫外线消毒要有时间登记及强度监测，监测不合格的要及时采取相应措施。

9. 凡一次性医疗卫生用品使用后，按照《医疗废物管理规范》执行。

10. 医务人员及患者换下的脏被服应分别放入污物车并分开清洗消毒；凡出院、转院、死亡患者床单应进行终末处理。

11. 厌氧菌、绿脓杆菌等特殊感染患者要严密隔离，用过的物品和医疗器械应消毒后清洗，再根据要求消毒或灭菌。

12. 医院感染管理重点科室如手术室等按照相关管理规范执行。

十、一次性使用无菌医疗用品管理制度

1. 医院所用一次性无菌医疗用品必须由设备部门统一集中采购，使用科室不得自行采购。

2. 医院必须从具有"三证"的企业采购合格的产品。

3. 库房专人负责并建立登记账册，记录名称、规格、数量、生产批号、灭菌日期、失效日期、生产许可证、生产企业等信息。

4. 发放、回收一次性输液（血）器、注射器时，应记录核对用量。

5. 如发现不合格产品或质量可疑时，应立即停止使用，并及时报告当地药检部门，不得自行作退、换货处理。

6. 一次性使用无菌医疗用品用后必须按当地卫生行政部门的规定进行集中处理。

十一、仪器设备管理制度

1. 各大型仪器设备均应建立设备档案统一管理,内容包括仪器编号、品牌型号、购置日期、使用说明书、操作手册、维修手册等原始资料,由设备科专人保管。

2. 工作人员操作精密仪器设备必须经过专门培训,经专业主管考核合格并经科主任批准后方可上岗。

3. 严格按照仪器操作手册要求,按照规定的程序操作;操作人员对仪器要定期保养维护,并有保养和维修记录;仪器要有明显的状态标示(使用、维修、停用);专业主管定期检查。

4. 按仪器使用说明书的规定周期,对仪器进行校验。校验后及时记录。

十二、盆底中心成员单位间转诊、会诊及管理制度

1. 区内盆底中心单位成员间转诊、会诊及管理参照医疗机构的《会诊制度》执行。

2. 成员单位会诊病人时,应做好登记,进一步检查,明确诊断,提出诊疗意见。发出会诊单位具备治疗条件,由该单位负责治疗;如果病情严重,或不具备治疗条件,则转到市五医院盆底中心治疗,好转或者治愈后转回原单位定期随访。

3. 对转出的病人应登记,定期随访诊治结局。

4. 培训任务:负责区内的各亚专业组的人才培训,业务指导和技术推广。

5. 质控任务:负责区内各成员单位的质量控制,定期进行网络数据统计、分析、反馈,发现问题及时提出,并督促各级中心采取相应措施,确保内盆底功能障碍防治工作质量。

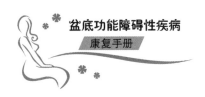
附件二：国际尿失禁咨询问卷——膀胱过度活动症分问卷（ICIQ-OAB）

患者姓名首字母缩写：　　　　年龄：　　　　日期：
婚姻：已婚/其他　月经状况：绝经前/绝经后　生育次数：0/1～6
顺产次数：　　次
教育程度：1 小学及以下　2 中学　3 大学及以上
总分计算（0～16）：1a+2a+3a+4a=

1a 您日间解小便的频率是怎样的？	分值
□每小时 2 次	3
□每两小时 1 次	2
□每三小时 1 次	1
□每四小时 1 次或更长时间	0

1b 该情况对您产生的困扰达到什么程度？请在下列分值中勾（0 为完全没有影响，程度随数值增加而增大，10 分为最难以承受的影响）

0　1　2　3　4　5　6　7　8　9　10

2a 每晚您平均起夜排尿几次	分值
□0 次	0
□1 次	1
□2 次	2
□3 次	3
□4 次及以上	4

2b 该情况对您产生的困扰达到什么程度？请在下列分值中勾（0 为完全没有影响，程度随数值增加而增大，10 分为最难以承受的影响）

0　1　2　3　4　5　6　7　8　9　10

3a 当您有便意时，会觉得难以忍受必须马上去厕所吗？	分值
□从来没有	0
□很少有	1
□有时有	2
□大部分时间是	3
□总是	4

（续表）

3b 该情况对您产生的困扰达到什么程度？请在下列分值中勾（0 为完全没有影响，程度随数值增加而增大，10 分为最难以承受的影响）
0　1　2　3　4　5　6　7　8　9　10

4a 当你到厕所排尿前有漏尿发生吗？	分值
□从来没有	0
□每周少于或等于 1 次	1
□每周 2—3 次	2
□大概每天每一次	3
□每天发生几次	4
□总是这样	5

4b 该情况对您产生的困扰达到什么程度？请在下列分值中勾（0 为完全没有影响，程度随数值增加而增大，10 分为最难以承受的影响）

0　1　2　3　4　5　6　7　8　9　10

附件三：国际尿失禁咨询问卷——膀胱过度活动症调查问卷（OAB-Q）

在过去的 1 个月里，膀胱过度活动症使您遭受过如下困扰吗？	量化评分					
	完全没有	略微	有些	相当大	很大	极大
1. 令人不适的尿急感？	1	2	3	4	5	6
2. 稍有预兆或毫无预兆的尿急感？	1	2	3	4	5	6
3. 意外的少量尿失禁？	1	2	3	4	5	6
4. 夜尿带来的困扰？	1	2	3	4	5	6
5. 夜间因不得不排尿而醒来？	1	2	3	4	5	6
6. 与强烈尿急感相关的尿失禁？	1	2	3	4	5	6

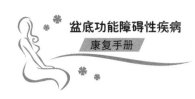
（续表）

在过去的 1 个月里，膀胱过度活动症使您遭受过如下困扰吗	量化评分					
	从来没有	很少有	有时有	很多时候	大部分时间	每时每刻
1. 在公共场所我会留在方便去厕所的地方	1	2	3	4	5	6
2. 使您觉得自己有问题	1	2	3	4	5	6
3. 使您晚上不能充分休息	1	2	3	4	5	6
4. 因为在厕所要花很多时间使您感到生气或厌烦	1	2	3	4	5	6
5. 使您尽量避免远离厕所的活动（如跑步、散步、旅游等）	1	2	3	4	5	6
6. 使您从睡眠中醒来	1	2	3	4	5	6
7. 使您刻意减少体力活动（如健身、锻炼等）	1	2	3	4	5	6
8. 使您和性伴侣的关系产生问题	1	2	3	4	5	6
9. 和他人共乘交通工具时因为自己需要下车如厕而感到尴尬	1	2	3	4	5	6
10. 影响了我与家人及朋友的关系	1	2	3	4	5	6
11. 该病剥夺了我的睡眠时间	1	2	3	4	5	6
12. 该病让我感到难为情	1	2	3	4	5	6
13. 当你到达一个陌生的地方你马上要寻找最近的厕所	1	2	3	4	5	6

附件四：尿失禁生活质量问卷（I-QOL）

尿失禁使您有以下困扰吗？	量化评分				
	完全 如此	常常 如此	有时 这样	很少 这样	从未 如此
1. 我害怕不能及时赶到厕所	☐ 1	☐ 2	☐ 3	☐ 4	☐ 5
2. 我担心咳嗽 / 打喷嚏时会尿失禁	☐ 1	☐ 2	☐ 3	☐ 4	☐ 5
3. 担心会有尿失禁，我从座位上起立时会分外小心	☐ 1	☐ 2	☐ 3	☐ 4	☐ 5
4. 在新环境中，我特别注意厕所的位置	☐ 1	☐ 2	☐ 3	☐ 4	☐ 5
5. 尿失禁等问题使我觉得很沮丧	☐ 1	☐ 2	☐ 3	☐ 4	☐ 5
6. 尿失禁等问题使我不能外出过久	☐ 1	☐ 2	☐ 3	☐ 4	☐ 5
7. 尿失禁等问题使我放弃了很多想做的事情，感觉沮丧	☐ 1	☐ 2	☐ 3	☐ 4	☐ 5
8. 我担心旁边的人会闻到我身上的尿味	☐ 1	☐ 2	☐ 3	☐ 4	☐ 5
9. 我总担心会发生尿失禁等问题	☐ 1	☐ 2	☐ 3	☐ 4	☐ 5
10. 我经常去厕所小便	☐ 1	☐ 2	☐ 3	☐ 4	☐ 5
11. 每次做事前我都得考虑周到，避免尿失禁带来麻烦	☐ 1	☐ 2	☐ 3	☐ 4	☐ 5

（续表）

尿失禁使您有以下困扰吗?	量化评分				
	完全 如此	常常 如此	有时 这样	很少 这样	从未 如此
12. 我担心随着年龄增长尿失禁等问题会严重	☐ 1	☐ 2	☐ 3	☐ 4	☐ 5
13. 因为尿失禁等问题，夜间我几乎没有正常睡眠	☐ 1	☐ 2	☐ 3	☐ 4	☐ 5
14. 我担心因尿失禁等问题出现尴尬场面或受到羞辱	☐ 1	☐ 2	☐ 3	☐ 4	☐ 5
15. 尿失禁等问题使我觉得自己不是一个正常人	☐ 1	☐ 2	☐ 3	☐ 4	☐ 5
16. 尿失禁等问题让我觉得很无助	☐ 1	☐ 2	☐ 3	☐ 4	☐ 5
17. 尿失禁等问题使我觉得生活乐趣变少了	☐ 1	☐ 2	☐ 3	☐ 4	☐ 5
18. 我担心尿失禁时弄湿衣物	☐ 1	☐ 2	☐ 3	☐ 4	☐ 5
19. 我觉得我没法控制膀胱了	☐ 1	☐ 2	☐ 3	☐ 4	☐ 5
20. 我很注意喝什么、喝多少，避免发生尿失禁等问题	☐ 1	☐ 2	☐ 3	☐ 4	☐ 5
21. 尿失禁等问题限制了我挑选衣物	☐ 1	☐ 2	☐ 3	☐ 4	☐ 5
22. 尿失禁等问题使我对性生活有顾虑	☐ 1	☐ 2	☐ 3	☐ 4	☐ 5
合计分值：	最后评分（合计分 −22）/ 88 × 100（范围 0 ~ 100）				

附件五：FSFI-女性性功能指数评估

Question	Response Options
1. 在过去的 4 周里，您有性欲望或是性冲动的频次是多少？	5 = 经常 4 = 大多数 3 = 有时（多于一半） 2 = 一些时候（少于一半） 1 = 几乎没有或没有
2. 在过去的 4 周里，您的性欲望过或是性冲动的程度是多少？	5 = 非常高 4 = 高 3 = 温和的 2 = 低 1 = 非常低或者根本没有
3. 在过去的 4 周里，在性生活中，您多久会被唤醒？	0 = 没有性生活 5 = 几乎经常 4 = 大多数（大于一半） 3 = 有时（大约一半） 2 = 一些时候（小于一半） 1 = 几乎从不或从不
4. 在过去的 4 周里，在性活动和性交中，您如何评价您的性唤起水平？	0 = 没有性行为 5 = 非常高 4 = 高 3 = 温和的 2 = 低 1 = 非常低或根本没有
5. 在过去的 4 周里，您在性活动和插入中对性唤起有信心吗？	0 = 没有性行为 5 = 非常高的信心 4 = 高信心 3 = 温和的信心 2 = 低信心 1 = 低信心或没有信心

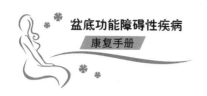

（续表）

Question	Response Options
6. 在过去的 4 周里。您有多少次对您的性唤醒满意?	0 = 没有性行为 5 = 几乎经常 4 = 绝大多数（多于一半） 3 = 有时（大概一半） 2 = 很少数（小于一半） 1 = 几乎从不或从不
7. 在过去的 4 周里，在性生活中您变动润滑的频率是多少?	0 = 没有性行为 5 = 几乎经常 4 = 绝大多数（多于一半） 3 = 有时（大概一半） 2 = 很少数（小于一半） 1 = 几乎从不或从不
8. 在过去的 4 周里，您在性生活中使阴道变得润滑有多困难?	0 = 没有性行为 1 = 非常困难或根本不可能 2 = 非常困难 3 = 困难 4 = 轻微的困难 5 = 没困难
9. 在过去的 4 周里，在性生活中您有多少次能保持润滑到性生活结束?	0 = 没有性行为 5 = 几乎经常或经常 4 = 大多数时间（大于一半） 3 = 有时（大概一半） 2 = 少数（小于一半） 1 = 几乎没有或没有
10. 在过去的 4 周里，在性生活时您保持全程润滑有多困难?	0 = 没有性行为 1 = 非常困难或根本不可能 2 = 非常困难 3 = 困难 4 = 轻微的困难 5 = 没困难
11. 在过去的 4 周里，当您有过性生活时，多少次您能达到性高潮?	0 = 没有性行为 5 = 几乎经常或经常 4 = 大多数时间（大于一半） 3 = 有时（大概一半） 2 = 少数（小于一半） 1 = 几乎没有或没有

（续表）

Question	Response Options
12. 在过去的 4 周里，当您有过性生活时，使您达到性高潮有多困难？	0 = 没有性行为 1 = 非常困难或根本不可能 2 = 非常困难 3 = 困难 4 = 轻微的困难 5 = 没困难
13. 在过去的 4 周里，您在对性生活中达到性高潮的能力满意吗？	0 = 没有性行为 5 = 非常满意 4 = 比较满意 3 = 一半满意一半不满意 2 = 有点不满意 1 = 非常不满意
14. 在过去的 4 周里，您对您在性生活伴侣在性活动中的情感亲密程度满意吗？	0 = 没有性行为 5 = 非常满意 4 = 比较满意 3 = 一半满意一半不满意 2 = 有点不满意 1 = 非常不满意
15. 在过去的 4 周里，您与您性伴侣之间的性生活质量满意吗？	0 = 没有性行为 5 = 非常满意 4 = 比较满意 3 = 一半满意一半不满意 2 = 有点不满意 1 = 非常不满意
16. 在过去的 4 周里，您对您整体的性生活满意吗？（情感与性生活）	0 = 没有性行为 5 = 非常满意 4 = 比较满意 3 = 一半满意一半不满意 2 = 有点不满意 1 = 非常不满意
17. 在过去的 4 周里，在阴道活动（阴道插入）时，您有多少次经历了疼痛或不舒服？	0 = 从没有尝试插入 1 = 几乎经常或经常 2 = 大多数时候（大于一半） 3 = 有时（大概一半） 4 = 有些时候（小于一半） 5 = 几乎没有或没有

119

（续表）

Question	Response Options
18. 在过去的 4 周里，您在阴茎插入阴道结束后感到阴道疼痛或不适的频率是?	0 = 从没有尝试插入 1 = 几乎经常或经常 2 = 大多数时候（大于一半） 3 = 有时（大概一半） 4 = 有些时候（小于一半） 5 = 几乎没有或没有
19. 在过去的 4 周里，您在阴茎插入阴道时或过后阴道感到疼痛或不适的程度是?	0 = 从没有尝试插入 1 = 非常高 2 = 高 3 = 轻微的 4 = 低 5 = 非常低

FSFI 域分数和全量表得分

领　域	问　题	评分范围	因素	最小得分	最大得分	分值
欲　望	1, 2	1—5	0.6	1.2	6.0	
性唤起	3, 4, 5, 6	0—5	0.3	0	6.0	
润滑度	7, 8, 9, 10	0—5	0.3	0	6.0	
性高潮	11, 12, 13	0—5	0.4	0	6.0	
满意度	14, 15, 16	0（or 1）—5	0.4	0.8	6.0	
疼　痛	17, 18, 19	0—5	0.4	0	6.0	
全量表评分范围				2.0	36	

注：得分≤26.55 被视为女性性功能障碍（FSD）

附件六：复旦大学附属上海市第五人民医院
排尿日记

姓名：　　　　性别：　　　　年龄：　　　　日期：

时　　间	饮水量（毫升）	排尿次数	排尿量（毫升）	意外漏尿（少/中/多）	晨起/入睡时间	排尿前活动
6:00—7:00						
7:00—8:00						
8:00—9:00						
9:00—10:00						
10:00—11:00						
11:00—12:00						
12:00—13:00						
13:00—14:00						
14:00—15:00						
15:00—16:00						
16:00—17:00						
17:00—18:00						
18:00—19:00						
19:00—20:00						
20:00—21:00						
21:00—22:00						
22:00—23:00						
23:00—24:00						
24:00—1:00						

（续表）

时　　间	饮水量 （毫升）	排尿 次数	排尿量 （毫升）	意外漏尿 （少／中／多）	晨起／入睡 时间	排尿前 活动
1:00—2:00						
2:00—3:00						
3:00—4:00						
4:00—5:00						
5:00—6:00						

排尿日记记录 24 小时的排尿时间和次数、排尿量、尿失禁等不良时间发生的时间和次数、尿垫使用情况、液体摄入量以及摄入时间、尿急程度等。

ICS（国际尿控协会）推荐连续记录 3 天的排尿日记以准确评估下尿路症状。

（1）日间排尿次数：指白天清醒时排尿次数。

（2）夜间排尿次数：指从就寝到清晨起床之间的排尿次数。

（3）多尿：指成年人 24 h 尿量超过 2.8 L。

（4）夜尿增多：指 24 h 尿量增加主要发生在夜间。夜尿量随年龄变化和变化，表现为夜尿占总尿量的 20%（中青年）～ 33%（超过 65 岁）。

（5）平均排尿量：指每次排尿的平均尿量，通过总排尿量除以排尿次数来计算

（6）尿失禁次数，特定时间内（例如 24 h 内）发生漏尿的次数

（7）尿急：指突然的排尿欲望，难以抑制，导致害怕尿失禁发生。

附件七：1 h 尿垫试验

一、小时尿垫试验（国际尿控学会推荐方案）

1. 试验持续 1 h，试验一旦开始患者不能排尿。

2. 试验前：预先在会阴放置经称重的干燥尿垫。

3. 试验初期 15 min：患者喝 500 mL 白开水，卧床休息。

4. 以后的 30 min，患者行走，上下台阶。

5. 以后 15 min，患者应坐立 10 次，用力咳 10 次，跑步 1 min，拾起地面 5 个小物体再用自来水洗手 1 min。

6. 在试验 60 min 结束时，将放置的尿垫称重，要求患者排尿并测尿量。

二、具体操作流程

1. 检查前称重干净的尿垫并记录重量。

2. 请您排空膀胱并戴上收集尿垫。

3. 检查步骤：

（1）15 分钟内喝完 500 mL 无钠液体。

（2）步行半小时，包括上下爬一段楼梯。

（3）剩下的时间做以下试验。

① 从座位站起来 10 次。

② 使劲咳嗽 10 次。

③ 原地跑步 1 min。

④ 弯腰拾起地上小物体 5 次。

⑤ 流水洗手 1 min。

4. 如果尿垫湿透饱和请您取出尿垫，更换另一新的尿垫。

5. 请您避免检查期间自主排尿，如果有尿急请您尽可能地延迟排尿。

6. 如果您在检查期间必须排尿，检查者将记录您检查的持续时间和排尿量。并根据需要安排您进行另一次试验。

7. 试验结束，取出收集尿垫，按指导将尿排进收集装置。

8. 记录排尿量和称重尿垫。

9. 在 1 小时尿垫实验结束时称重尿垫（克），减去干净尿垫的重量。记录漏尿的重量克数（1 g 相当于 1 mL 尿液）。

结果判断：

① 尿垫增重＞1 g 为阳性。

② 尿垫增重＞2 g 时注意有无称重误差、出汗和阴道分泌物。

③ 尿垫增重＜1 g 提示基本干燥或实验误差。

轻度尿失禁：1 h 漏尿≤1 g。

中度尿失禁：1 g＜LH＜span＞漏尿＜10 g。

重度尿失禁：10 g≤1 h 漏尿＜50 g。

极重度尿失禁：1 h 漏尿≥50 g。

注意事项：重量等于 1 克也许是由于称重误差、出汗或阴道分泌物；大便失禁应该被考虑和纠正重量。

三、压力性尿失禁主观分度

采用 Ingelman-Sundberg 分度法：

轻度：咳嗽、打喷嚏、大笑时偶有漏尿，不需要使用尿垫。

中度：日常活动（爬楼梯、走路、提重物）时常有漏尿，需要使用尿垫。

重度：轻微活动、平卧体位改变时等发生尿失禁。